U0944231

衣食住行保健丛书

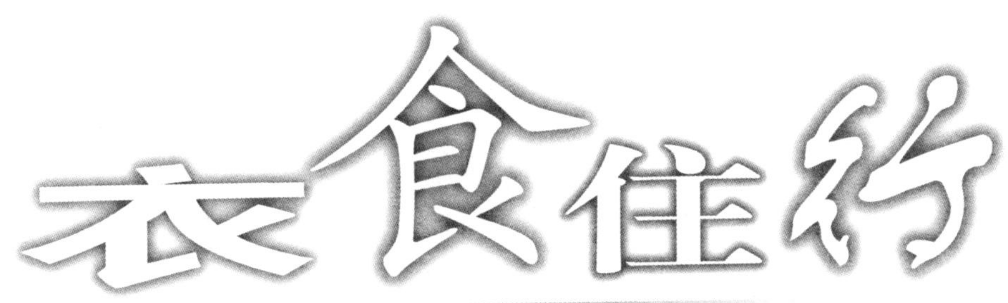

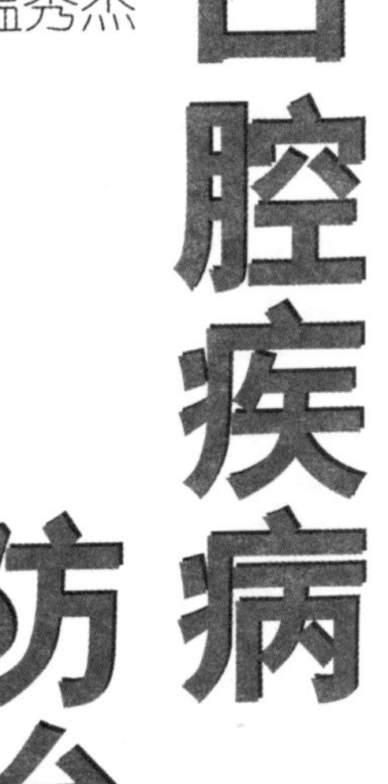

衣食住行与口腔疾病防治

主编　刘鲁川
编者　（按姓氏笔画为序）
刘鲁川　宋远雄　何海涛　陈渝斌
杨茂进　贺慧霞　黄新理　温秀杰

重庆出版社

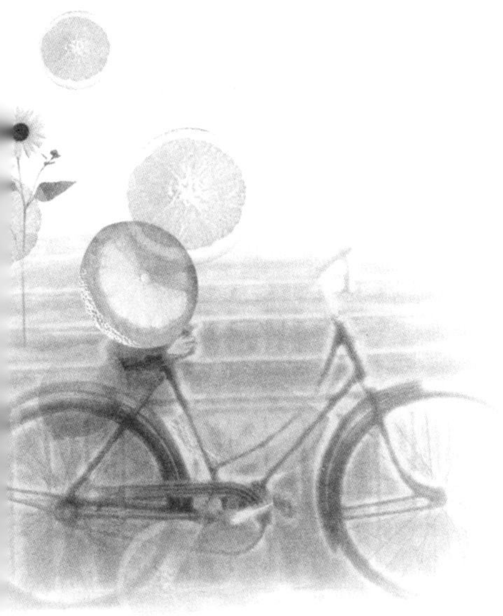

图书在版编目（CIP）数据

衣食住行与口腔疾病防治/刘鲁川主编. —重庆：重庆出版社，2002（2009.4 重印）
（衣食住行保健丛书）

ISBN 978-7-5366-5542-3

Ⅰ. 衣… Ⅱ. 刘… Ⅲ. 口腔颌面部疾病—防治
Ⅳ. R78

中国版本图书馆 CIP 数据核字（2001）第 079310 号

·衣食住行保健丛书·

YISHIZHUXING YU KOUQIANGJIBING FANGZHI

衣食住行与口腔疾病防治

刘鲁川　主编

责任编辑　王　灿
封面设计　向　洋
技术设计　柯　仁

重庆出版社出版、发行
（重庆长江二路 205 号　邮编 400016）
网址：http：//www.cqph.com
出版人：罗小卫
新华书店经销
重庆市联谊印务有限公司印刷

开本 890mm×1240mm　1/32　印张 7.625
字数 181 千　　插页 6
2002 年 6 月第 1 版
2009 年 4 月第 1 版第 2 次印刷

ISBN 978-7-5366-5542-3
定价：16.00 元

彩图1

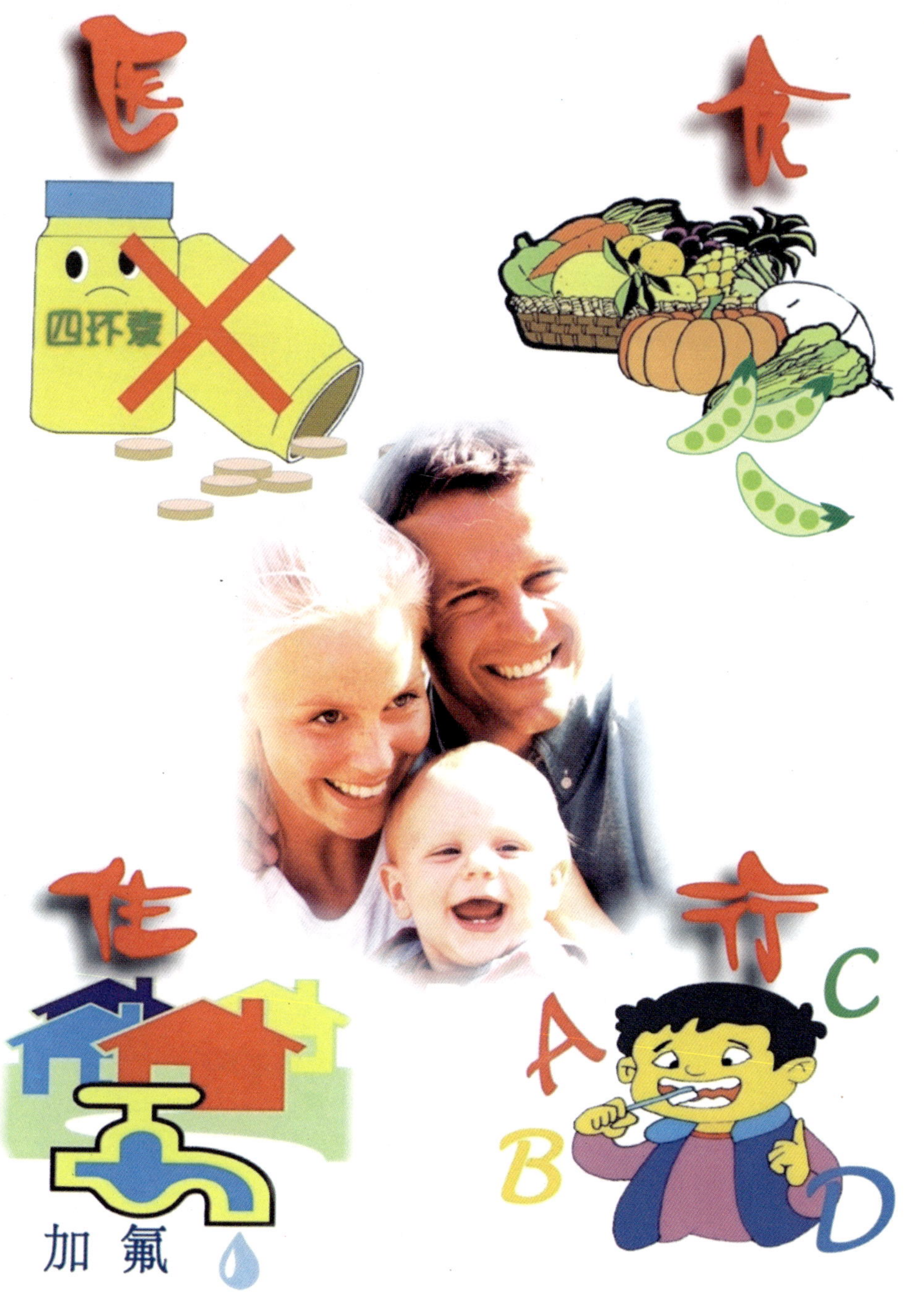

彩图2

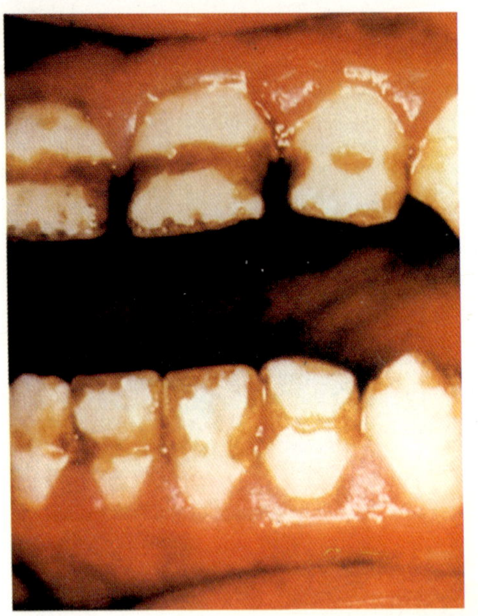

2. 1

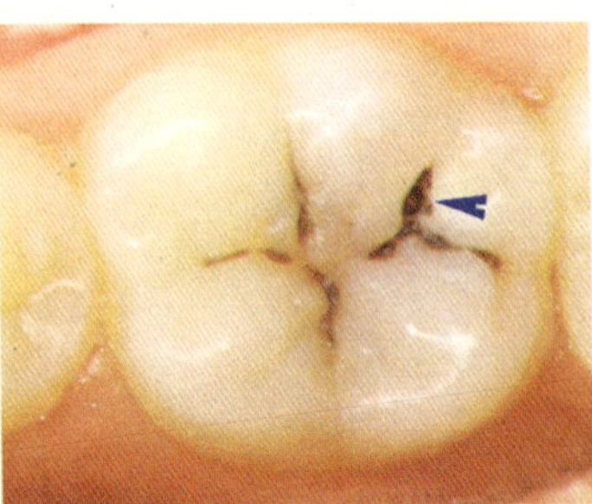

2. 2

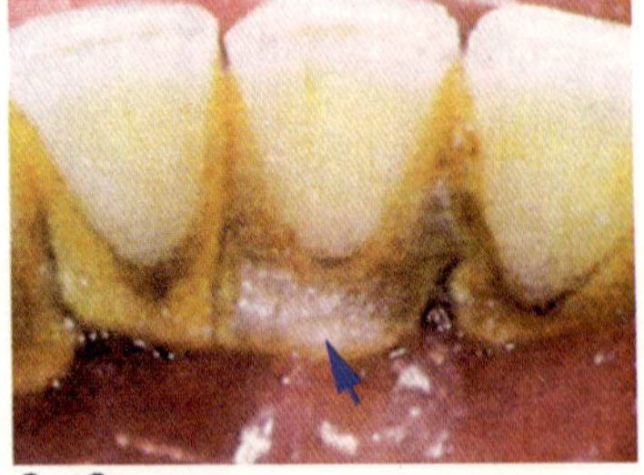

2. 3

彩图2. 1: 氟斑牙
彩图2. 2: 龋
彩图2. 3: 牙石
彩图2. 4: 四环素牙

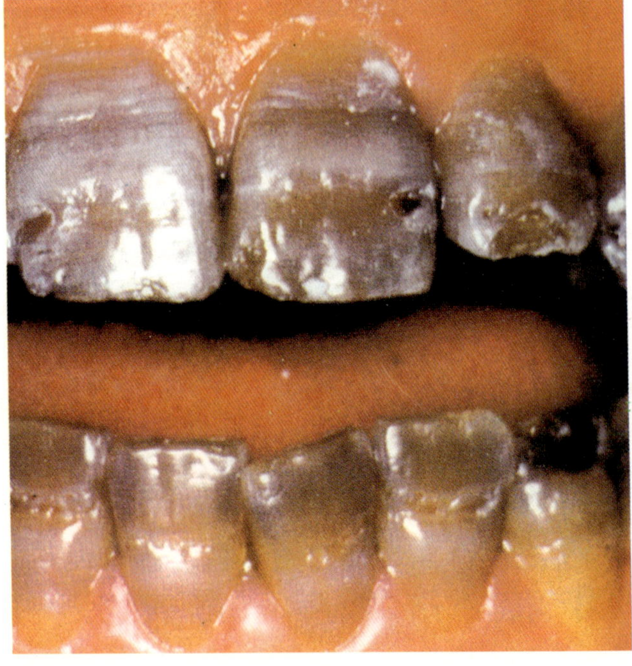

2. 4

彩图3

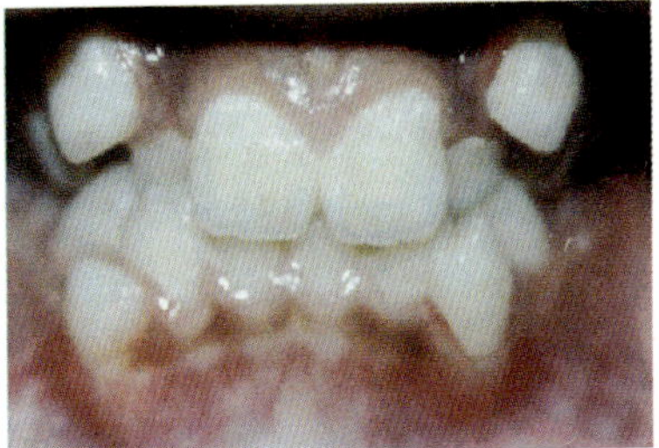

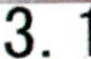

3. 1

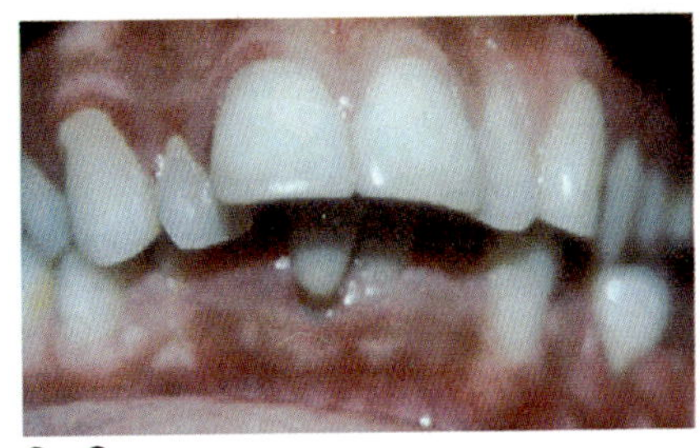

3. 2

彩图3. 1：牙列拥挤

彩图3. 2：“暴牙”

彩图3. 3：固定矫治器

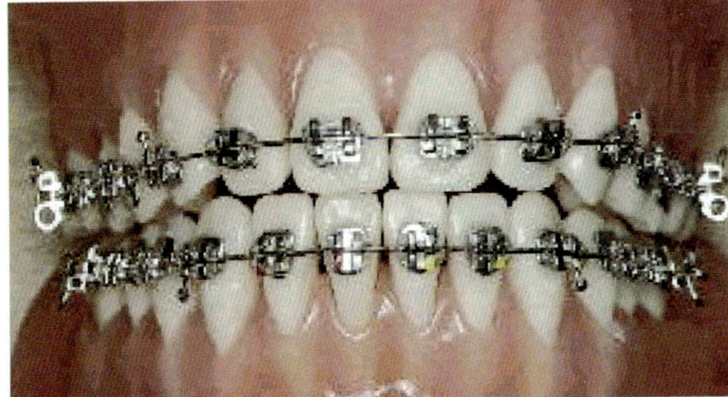

3. 3

彩图3. 4：粘膜白斑

彩图3. 5：修复前

彩图3. 6：烤瓷牙修复后

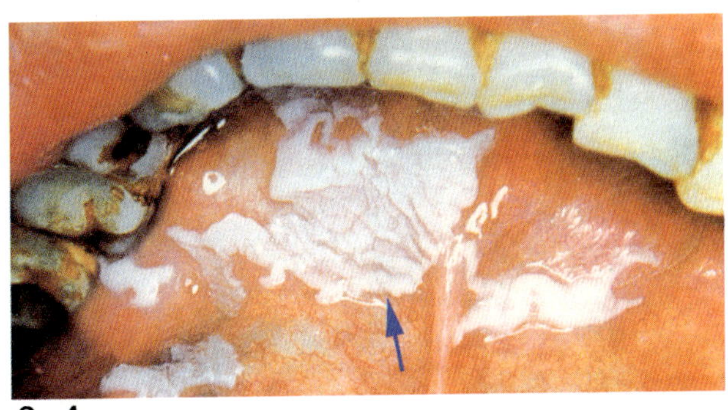

3. 4

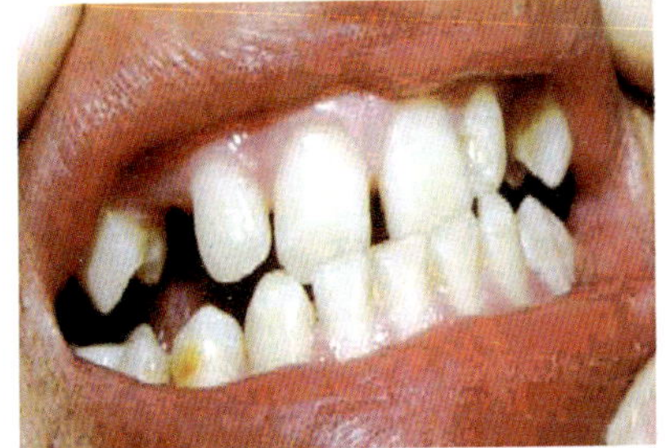

3. 5

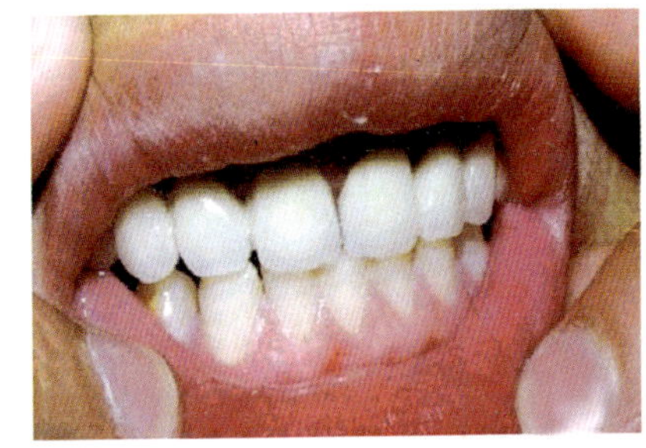

3. 6

彩图4

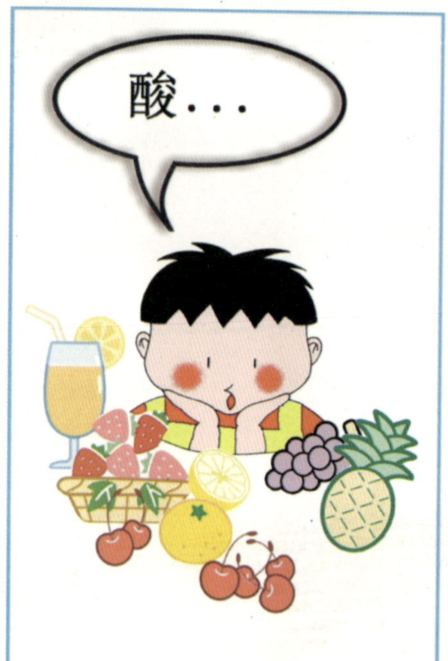

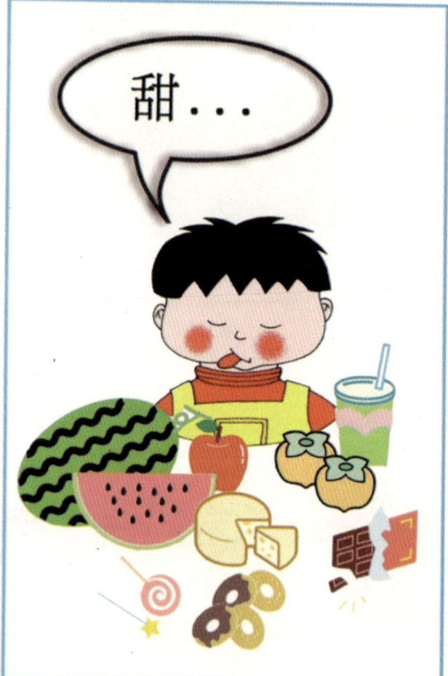

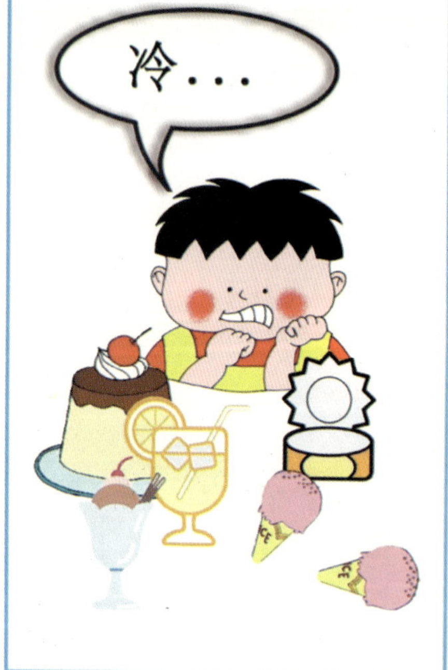

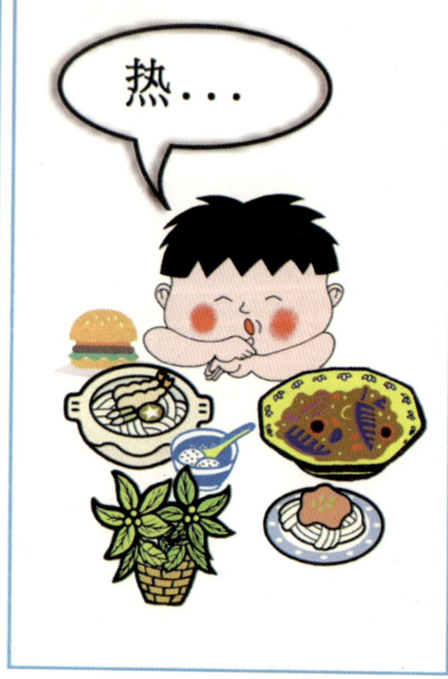

出版者的话

就我国目前的社会发展水平看，医疗保健的重点已从解决传染病与流行病的防治逐步转入解决非传染性疾病、退行性疾病和精神病等一些现代社会中的常见病的防治。人口的老龄化、生活节奏加快后造成的不良生活习惯、生活水平提高后造成的饮食结构的不合理、工业化及都市化带来的环境污染和生态平衡失调等等，使得诸如高血压、冠心病、糖尿病、癌症、精神病等疾病的患病率急剧增高，相应的防治与愈后康复已成为要解决的主要问题。

而这类疾病有一个共同特点，就是与我们的日常生活，即“衣食住行”密切相关。加之医疗制度的改革、社区医疗系统的开展及人们保健意识的增强，都将使广大群众在依靠医院治病的同时，更加渴求获得现代的，科学的，蕴含在“衣食住行”中的预防和治疗疾病的知识。

为此，我们策划、设计了这套《衣食住行保健丛书》;以本直辖市范围内的重庆医科大学、第三军医大学为主体，并面向全国选择具有高学历、高职称的优秀中青年医生及部分经验丰富的老专家作为我们的作者，旨在逐步推出一些以某系统疾病、某器官疾病、某类型疾病或某种疾病为专题，介绍相关防治保健知识的单本图书。相信这些有志于科普创作的医学专家们，在参阅、收集一定数量的文献、中西医资料后，能编纂出一本本代表我年轻直辖市水平的、深受全国群众欢迎的现代医学科普读物。

前 言

民以食为天，食以齿为先。口腔和牙齿是各种食物进入人体的门户，人们通过每天的饮食获取足够的营养，维持生命与健康。如果没有口腔和牙齿的健康，不仅不能尽情享受人间的美味佳肴，而且会直接影响进食、语言、美观、表情等多种功能。如不及时治疗还可引起邻近器官及全身的疾病。关爱生命、关注口腔健康的意义概莫如此。据最新统计显示：我国人群中的平均患龋率高达 50%～70%，再加上牙周病和牙颌畸形，几乎人人都患有不同程度的口腔疾病，而且有约 50%的人患有多种口腔疾病。世界卫生组织已将龋病与心血管疾病、癌肿并列为危害人类健康的三大疾病，足见口腔疾患的危害之大，波及范围之广。

世界卫生组织在1979年已通过了“2000年人人享有卫生保健”的目标，制定了具体的口腔健康标准。近年来，我国的口腔医学事业取得了长足的进展，但要达到此目标，还任重道远。关键在于人人参与，开展积极有效的预防措施。如何预防口腔疾患呢？除了加强口腔卫生宣教，提高人们对口腔健康的认识外，最重要的一条，就是了解口腔疾病预防和保健常识，加强自我保健意识，并将保健知识贯穿到我们的衣、食、住、行等日常生活中去，养成科学、健康、文明的生活习惯。一旦患病，能够了解疾病的特点，及时就诊，以积极的态度对待疾病，做到早发现、早治疗，避免延误病情、造成更大的损害和痛苦。

基于此，本书重点反映了现代口腔预防保健的基本常识和新观念、新知识，较为全面地介绍了口腔保健和口腔疾病防治的新方法、新技术、新材料。本书力求在写作上浅显易懂，内容上丰富、新颖、实用，选材上尽量贴近生活实际和普及大众知识。相信通过阅读此书，会使广大读者得到更多的有关衣、食、住、行方面的口腔保健常识，了解口腔常见疾病的防治知识，能够正确就医，对口腔健康的概念有新的认识。让该书真正成为口腔卫生宣教的良师和家庭口腔保健的益友。

虽如此，但笔者毕竟水平有限，经验不足，难免挂一漏万，不当之处，恳请读者批评指正。

刘鲁川

2002年4月于重庆第三军医大学大坪医院

目 录

1.基础篇

（口腔内科）

1.1 哪些疾病应到口腔内科就诊

1.1.1 何谓“虫牙”，是怎样产生的

“虫牙”医学上叫做“龋齿”（见彩图 2.2）。在古代由于科学不发达，人们认为龋齿是虫子将牙“吃掉”的结果。汉字的“龋”，右边的“禹”就是一种虫，并在 1 000 多年前就有“虫食于牙齿，则齿根有孔，虫居其间” 的记载。直到今天，仍有不少人认为坏牙是因为“虫吃”的结果。而人们习惯上仍把龋齿俗称为“虫牙”。

那么，牙齿里到底有没有“虫子”，所谓的“虫牙”是怎样产生的呢？

借助于显微镜，人们发现坏牙中并没有虫子，但有我们肉眼看不见的微生物——细菌。它能牢固地粘附在牙齿表面，将口腔唾液或我们进食后残留在牙齿上的糖分解，产生酸性物质，溶解牙齿中的钙等无机物质，还能分解牙齿中的有机物。时间一长，牙齿上就出现细菌破坏所形成的洞，洞内更容易填塞食物残渣，刷牙、漱口也难清除。这样，细菌就会在里面生长、繁殖，牙齿的破坏也越来越大，出现人们所说的 “虫牙”，而正确的说法应该是“龋齿”。

现代科学研究已使人们对产生龋齿的原因有了更加全面、深入的了解。现在认为：龋病发生的原因归结起来有细菌、宿主、食物和时间 4 大因素。一是细菌，它是通过在牙面上形成牙菌斑而产生破坏作用的。许多人牙齿上都有牙菌斑，特别是在后牙咬合面的沟、

裂和两个牙邻接面及牙颈部，这些都是细菌生长的场所。二是个人情况，包括牙齿的形态、结构、排列和位置、唾液及全身情况。牙齿发育和钙化好的、排列整齐的、唾液分泌正常和身体好、抵抗力强的就不容易患龋病，与此相反则容易患龋。三是食物，如在牙齿形成阶段，人体缺少蛋白质、维生素、钙、磷等易患龋病；食物中的糖尤其是蔗糖和龋病的发生也密切相关。四是时间因素，龋病需经过一定的时间才能形成，是一种慢性的、不易觉察的疾病。这四种因素对龋病的形成缺一不可，它们与龋病的关系可用图1来说明。

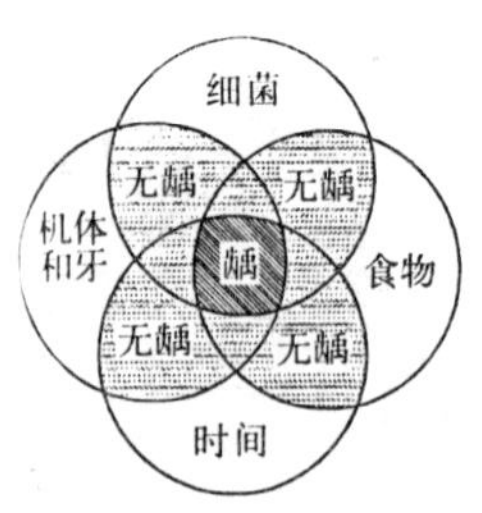

图1 龋病病因的四联因素

1.1.2 什么是牙齿过敏

有许多人在喝水或吃冷、热、酸、甜食物时，牙齿就会感到酸痛不适，甚至吸冷气、刷牙或咬硬物时也会发作，不刺激时酸痛感消失。这种病叫做牙齿过敏症。是中、老年人的常见病。多由龋齿、牙齿过度磨损、牙龈萎缩、牙根暴露等原因引起。

正常牙齿表面呈乳白色、半透明状，为光滑而特别坚硬的物质，它具有保护牙齿的作用，因为很像瓷釉，所以称为牙釉质。牙釉质里面还有一层浅黄色较厚的结构，硬度不如牙釉质，称为牙本质。牙的中心有一个与牙齿形态很相似的腔叫牙髓腔，里面充满牙髓（俗称牙神经），牙髓包含丰富的神经、血管、细胞等成分（图2）。牙本质由无数条特别细小的小管组成，这些小

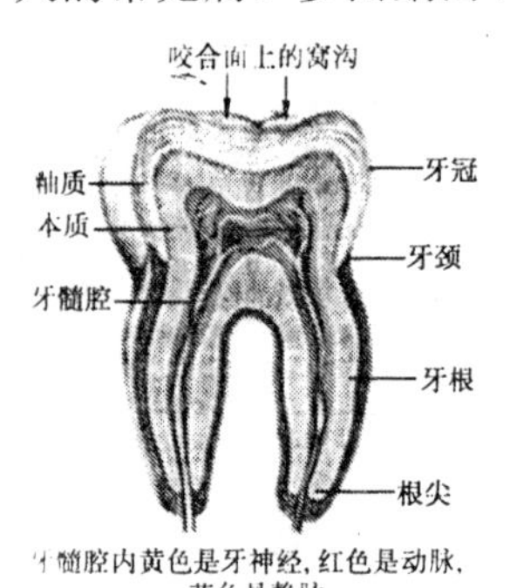

图2 牙齿结构

管中分布有来源于牙髓神经的感觉末梢，当牙釉质的完整性受到破坏，牙本质暴露时，进入口腔内的冷、热、酸、甜等刺激通过这些小管传到牙髓，引起酸痛不适感，从而出现牙齿过敏。

1.1.3 牙髓发炎时为什么会产生剧烈疼痛

正如上面所述，牙齿里面有一个被四壁坚硬的牙本质包围的牙髓腔，它仅有一个狭小的根尖孔与机体相通。当牙齿由于龋坏过大、过深或直接穿通髓腔，龋洞内的细菌及其产生的毒素就会通过牙本质里的小管或穿孔处进入牙髓，造成牙髓组织发炎；另外其他物理、化学因素或创伤等刺激也会引起牙髓组织的炎症反应。牙髓发炎后，牙髓内的血管扩张、充血，渗出物增多而又不易引流，致使牙髓腔压力明显升高而压迫神经末梢，加上炎症组织释放的一些致痛物质，就会产生剧烈疼痛。尤其是在夜间发作时疼痛比白天更剧烈，这主要是由于平卧时身体位置改变，使牙髓腔内压力更高和夜间神经对疼痛更敏感所致。这时，常感到吃药不管用，因而有“牙痛不是病，痛起来真要命”的说法。这句话前半句不正确，后半句则确是实情。

1.1.4 什么是四环素牙

四环素牙是当牙齿在发育矿化期间应用了四环素类药物如四环素、金霉素、去甲金霉素、土霉素等造成的牙齿颜色改变或伴有程度不同的牙釉质发育障碍（见彩图 2.4）。这是因为在牙齿发育矿化期使用了四环素，四环素能和牙齿硬组织中的牙本质形成复合物沉积下来使牙齿变色。四环素牙一般是黄色的，但暴露在日光下后，由于紫外线的作用，才逐渐变为棕黄色、棕色或棕灰色，分布均匀，一般难以去除。因四环素能通过母亲的胎盘进入胚胎，故乳牙也可有四环素牙。出现四环素牙时，牙齿的结构改变，抗龋能力减低而容易患龋齿。

1.1.5 牙颈部的“沟”是怎么产生的

有些人平时很注意刷牙，每天刷四五次，全口牙齿也洁白、整齐，可不知为什么牙齿遇冷、热刺激时还是酸痛，自己照镜子才发现相邻好几个牙的牙颈部有弧形的很细很深的“沟”；也有相当多的中老年人发现自己整排牙齿的颈部都有很深的“沟”，不知道究竟是怎么回事。

这种牙病医学上叫“楔形缺损”，产生的原因主要是由于这个部位的牙釉质很薄或没有牙釉质覆盖，形成牙齿结构上的薄弱区，容易磨损。若是刷牙方式不正确，横着刷牙，尤其是使用劣质牙刷使劲刷牙，虽然牙刷干净了，但时间长了会使牙颈部的牙齿组织逐渐磨耗，出现楔形的缺损。当牙龈由于生理性或病理性退缩，导致牙颈部暴露时，会更容易形成这种病损。这种情况一般多出现在牙弓突出部位（如前磨牙和尖牙），但老年人常见全口牙齿的颈部都有。还有一些人很注意口腔保健，刷牙方式也正确，但牙颈部也有“沟”，这是因为牙龈和牙齿相接部位有一个约0.5～2 毫米类似于口袋一样的沟，叫做牙龈沟，沟里有酸性渗出物，使牙颈部和它接触的牙齿硬组织溶解，出现缺损。楔形缺损可引起牙齿过敏、牙痛甚至牙折。

1.1.6 乳牙都要替换吗？怎样替换

人的一生有两副牙，即乳牙和恒牙（图 3）。

乳牙是幼儿吃奶期间开始长出的牙，共有 20 个，上下左右各 5 个，即 2 个乳切牙、1 个乳尖牙和 2 个乳磨牙。

一般从幼儿 6 个月开始长出牙齿，两岁左右完全长齐。幼儿长牙的规律大体上是每隔 4 个月长出 4 个牙齿。其顺序是：乳中切牙、乳侧切牙、第一乳磨牙、第二乳磨牙。

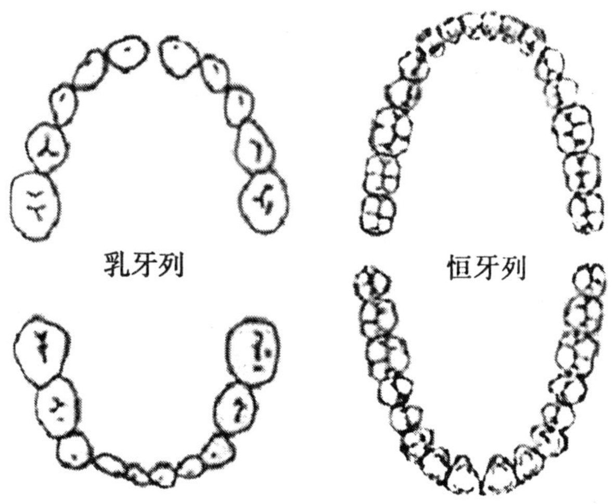

图3 乳牙列和恒牙列

恒牙是长出来后不再替换的牙，共有牙28～32个。这些牙长出的时间顺序是：中切牙6岁；侧切牙8岁；第一双尖牙10岁；单尖牙11岁；第二双尖牙12岁；第一磨牙6岁；第二磨牙12岁；第三磨牙18~24岁。个体之间可相差1~2岁。

由此可见：乳、恒牙替换一般从6~7岁开始，到12~13岁全部完成，3颗恒磨牙是新长出的，不替换任何牙。特别是第一恒磨牙，在6岁时长出，故也叫六龄牙，不少家长误认为是要换的牙齿，不督促孩子注意保护，结果很早就发生龋坏。另外，第三磨牙长出的时间无规律性，一般在20岁左右，30岁后长出的很少，但有的人可终生不长。

1.1.7 牙龈炎是怎样产生的

牙龈是覆盖在牙颈部及牙槽骨上的粉红色粘膜组织，正常人牙龈坚韧而有弹性，与牙颈部紧密相连，牙龈的边缘与牙齿间的空隙形成浅沟状称为龈沟（正常深度不超过2毫米）。两牙之间突起的牙

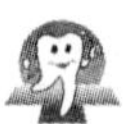

龈称为龈乳头。牙龈发红、肿胀、出血、疼痛等表现叫牙龈炎。

许多口腔卫生不良的人都有牙龈炎，有的人没有良好的刷牙习惯或刷牙方法不正确，造成牙垢和牙结石（见彩图 2.3）的堆积，加上细菌的作用就可形成牙龈炎。再者，不合适的假牙及牙颈部龋洞补牙后没有修整、磨光也可刺激牙龈边缘而造成牙龈炎。另外牙齿排列不整齐、两牙邻接面龋坏等原因可导致食物嵌塞，刺激牙乳头引起牙龈乳头炎。也有的人不喜欢吃水果和蔬菜，导致维生素 C 缺乏，加上牙垢刺激，易引起牙龈出血、发炎。怀孕期妇女多有内分泌功能紊乱，口腔卫生欠佳也可出现牙龈炎。

1.1.8 什么是牙周组织病，它是怎么发生的

牙周组织病一般是广义的，即泛指发生于牙齿周围组织的各种病理情况，主要包括牙龈病和牙周病两大类。狭义的牙周病仅指造成牙周支持组织破坏的牙周炎。牙周组织包括牙龈、牙周膜和牙槽骨、牙骨质。牙骨质虽然属于牙体组织，但它与牙龈、牙周膜和牙槽骨共同构成一个功能系统，将牙齿牢固地附着在牙槽骨上，使牙齿能承受咬合功能，并构成口腔粘膜与牙齿硬组织之间良好的封闭状态，故习惯上将这 4 种组织合称为牙周支持组织或附着装置。牙周病是一个多因素的疾病，不可能因为单一因素引起牙周组织破坏，以至牙齿脱落。牙菌斑的积聚是引起牙周病的首要因素，它受到全身防卫机制的调控和其他局部因素的影响，当细菌毒力增强或宿主抵抗力降低时，导致牙周组织发生病变。细菌入侵和宿主防卫功能之间维持一种平衡状态，牙周就处于健康状态。体内、外因素均可影响此动态平衡。外源性因素如口腔卫生不良、牙石、食物嵌塞、创伤性咬合、医源性因素、接触点不良、吸烟等；内源性因素如内分泌功能不良、代谢紊乱、免疫缺陷、慢性消耗性疾病、营养不良、遗传因素等均可导致牙周病的发生。

1.1.9 什么是口腔粘膜病，常见的有哪些

口腔粘膜病是指发生在唇内侧、颊部、腭部、舌及牙龈等部位被覆粘膜上的疾病，这些疾病可单独发生在口腔的上述粘膜上，也可同时发生在其他部位的粘膜或皮肤上。一些全身性疾病的早期症状也常表现在口腔粘膜上，如维生素 C 缺乏、白血病、梅毒等。

一般较常见的口腔粘膜病有复发性口疮、疱疹性口炎、白色念珠菌病、口腔粘膜白斑、口腔扁平苔藓等。主要表现为口腔粘膜上出现溃疡、疱疹及白色斑纹或斑块。

1.1.10 口疮为何反复发作

口疮是口腔粘膜疾病中最常见的溃疡性疾病。具有周期性复发的特点，多发生于女性。溃疡初发时，会有自发的轻微刺痛和烧灼感等前期症状。开始是在唇内侧、舌尖、舌缘、舌腹或颊粘膜上出现小红点，有热痛不适感，接着口腔上皮发生破溃脱落，进而形成溃疡。以后逐渐由中间向外扩大，表面被覆一层淡黄色的纤维膜，周围粘膜发红，此时疼痛剧烈，影响进食，尤其在接触刺激性的食物时，疼痛更加剧烈。通常溃疡只有一个或几个，7~10 天逐渐愈合，经过一段时间又可复发。间歇的时间长短不一，短的数天，长的可达数月。严重者溃疡数目增多，并伴颌下淋巴结肿大以及发热等全身症状。

本病的病因复杂，主要是很多全身因素引起的口腔表现。有相当多反复出现口疮的人同时伴有消化道疾病，如胃炎、胃溃疡、十二指肠溃疡或消化不良，如便秘、腹泻等，因这些疾病常有反复发作的特点，因而口疮也呈现周期性的特点。许多研究表明，胃炎、胃溃疡的“元凶”幽门螺杆菌不仅可在胃幽门部检出，还可以在口腔粘膜、牙垢、唾液中查获，它与复发性口疮的发生有一定关系。这进一步揭示了口疮和消化道疾病之间的关系。另外，人的抵抗力

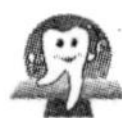

与口疮的复发有明显关系，心理压力过大、睡眠不足、疲劳、感冒、月经不调等常导致复发。

1.1.11 口腔粘膜白斑是怎么得的

口腔粘膜白斑（见彩图 3.4）是一种常见的口腔粘膜病，男性多于女性，年龄多在中年以上。白斑是由于粘膜过度角化而在表面形成的擦不掉的白色斑块。但并不是口腔的白色斑块都是白斑，只有不能归结到其他病变，并经过医学病理学切片证明有特殊改变的白色斑块才可诊断为白斑。白斑除发生在口腔粘膜外，还可发生在其他的粘膜部位，如外阴部、子宫颈、膀胱、肾盂和上呼吸道等。

它的病因目前尚不十分清楚，但从大量资料看，本病与局部刺激因素有密切关系。全身因素也有一定的影响，如维生素 A 缺乏、内分泌障碍及梅毒等因素形成的白斑发病率很高。吸烟可在腭部或口腔任何部位的粘膜上形成白斑，称为“烟斑”或“尼古丁斑”。一些喜欢嚼槟榔或爱吃烫的、麻辣食物的人，口腔粘膜白斑的发病率也较高。有些老年人，牙齿咬合面过度磨耗，形成过锐的边缘或戴的假牙边缘过锐，都可刺激相邻部位的粘膜形成白斑。

1.2 口腔内科疾病对身体的影响

1.2.1 龋病对人体有哪些危害

龋病发生率很高，根据近年全国口腔疾病普查结果显示：人群中恒牙患龋率达 50%左右，我国人口患龋齿总数约 20 多亿个，而且其中的 90%没有得到过治疗。足见龋病的发病和治疗情况不容乐观。那么，龋病对人体到底有哪些危害呢？发生龋齿后，病牙接触冷、热、酸、甜等刺激会引起疼痛，影响正常进食。龋齿如未得到及时治疗，可导致牙髓炎和根尖周炎。这时，不仅可出现剧烈的疼痛，面部肿胀和全身症状，还可引起颌面部间隙感染、骨髓炎和邻近器官感染等并发症。甚至可形成慢性病灶，细菌及有害代谢产物可通过血液循环和淋巴循环到达其他部位，引发心内膜炎、慢性肾炎、风湿性关节炎等疾病，对人体健康带来极大的危害。

1.2.2 牙周疾病对身体有那些危害

牙周疾病已成为危害人类口腔健康的首要问题。我国牙周病发病情况的调查也令人担忧。我国 12 岁年龄组的学生中患有牙龈炎的达 38%，牙结石检出率为 52%。35～44 岁中年人的牙结石检出率高达 94%。换句话说，每 10 人中，就有 9 人罹患牙周疾病，而且大多数人均不自知。牙周疾病在早期没有明显的自觉症状，偶尔在刷牙的时候，会发现牙龈有红肿或流血的现象，但往往被当作是“火气大”而不以为然。随着病情的恶化，牙龈的异常会变得较为明显，患者开始有牙龈退缩、化脓、口臭、牙齿松动等问题产生，若不及时治疗，最后只好把牙齿拔掉。因而，牙周疾病是导致牙齿缺失最主要的原因。

牙龈出血、 牙龈炎、牙周炎等牙病对全身健康危害极大。口腔中的细菌有葡萄球菌、链球菌、大肠杆菌、白色念珠菌等 300 余种，其中某些细菌得以大量繁殖后，便形成慢性口腔感染灶，通过血源传播等可引起风湿热、慢性肾小球肾炎、败血症、心肌炎、心内膜炎等。又由于口腔位于呼吸道、消化道的上端，口腔感染后易导致支气管炎、咽喉炎、扁桃体炎、肺炎、胃炎、肠炎等。口腔通过鼻后道、咽鼓管与鼻腔、中耳相通，所以牙周炎症还可波及鼻腔与中耳。

患牙病以后，对机体健康的危害是多种多样的，也是不容忽视和低估的。口腔感染还能诱发糖尿病。当口腔中的病菌产生的毒素进入血液后，会使我们身体细胞表面的胰岛素受体变得不敏感，致使胰岛素对细胞的作用下降，从而导致了血糖升高。近年来研究还

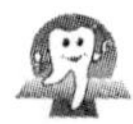

发现，不清洁的牙刷是引起感冒的重要因素之一。牙刷感染了病毒，对牙齿和口腔污染后，能引起感冒的反复发作。专家们建议，为预防感冒，应当每周对牙刷进行一二次消毒或每月更换1把牙刷。

因此，牙周疾病及其继发病对人类健康和经济上的危害是很大的，我们必须引起足够的重视。

1.2.3 牙病不治为什么祸及全身

不少人认为，小小牙病，怎么可能危及心、脑、肺这么大的器官呢？这不是危言耸听吗？非也！请看下面一组最新研究结果。

牙病可致中风。牙周病患者易发生颈动脉肥厚症，因而是脑卒中（脑瘫）的危险发病因素之一。研究发现，重度牙周病患者，可引起机体血管壁斑块增厚。这是由于牙周病病灶中有许多致病菌，它们可以经口腔内的小伤口进入血管，使血管内皮细胞发生炎症，通过炎症的免疫反应损害血管内壁，并结成斑块而且不断增厚。所以，牙周病无疑是发生脑中风的危险因素之一。

牙病可危及心脏。英国有学者观察了患有牙周病的慢性心肌炎患者，发现其中约70%的人心肌炎急性发作的诱因来源于牙周感染。当控制牙周感染后，心肌炎发作的机会减少了83%。有关专家指出，在排除心脏病的其他易感因素后，牙病患者患心脏病的危险因素要高出 1 倍。他们已经从冠心病人的心血管壁上找到了与牙病细菌相关的脂肪多糖及毒素，这些物质对血管内壁有很强的破坏作用。科学家通过高科技手段，在动脉血管内壁的粥样硬化块上，找到了数种牙病细菌的踪迹，因而确认动脉硬化与牙病中的细菌反复感染有直接关系。

牙病可致肺炎。特别是老年人的肺炎，与各种牙病有一定的关系。美国一所大学的研究人员最近发出忠告，慢性肺病患者在刷牙和洁牙时一定要加倍当心，因为口腔中的细菌与慢性呼吸系统疾病密切相关。如果口腔护理不当，细菌在口腔中会越积越多，对那些免疫差的人来说，患严重的下呼吸道感染的可能性就越大。原因是这些本来依附在牙齿上的细菌会进入人的唾液里，再随呼吸进入气管的上部和其他细菌一起对下呼吸道造成感染。所以，清洁牙齿、注意口腔卫生，对预防老年人肺炎来说，是一个不容忽视的问题。

1.2.4 为什么儿童和青少年牙齿龋坏对身体的危害更大

儿童和青少年是生长发育最关键的时期，也正处于乳、恒牙替换期。这一时期牙齿龋坏的危害比成年人更大。一方面是牙齿龋坏本身可引起疼痛，处理不及时会发展为牙髓炎、根尖周炎，甚至牙槽脓肿，影响到乳牙下恒牙的正常萌出和替换；较大的龋坏会影响上下牙的咬合关系，如长时间不处理，会使面部发育不良，影响面部美观。另一方面是因牙齿龋坏影响饮食，导致继发性危害。龋坏牙常有自发痛或食物刺激痛，许多孩子因怕痛而不用龋坏侧牙齿咬合，形成单侧咀嚼习惯，久之便形成了龋坏侧脸小，而另一侧脸大的情况。还可因不适或疼痛，直接影响孩子的进食，加重胃肠系统的负担，造成消化不良，从而影响到全身健康。此外，龋坏严重可造成乳牙过早脱落，影响以后恒牙列的正常排列和咬合关系，导致牙颌畸形。

1.2.5 口腔粘膜白斑会癌变吗

关于口腔粘膜白斑的癌变问题，世界上还没有统一认识，一般来讲，白斑可发生癌变是肯定的。问题是有粘膜白斑者，发生癌变究竟占多大比例尚不统一。主要问题是粘膜白斑诊断标准没有统一。如把癌变标准定得过宽，则癌变率会很低。大多数学者认为白斑发生癌变者约占2%～5%左右。因而要提醒人们谨防白斑产生，若有白斑一定要密切观察，防止癌变。

1.3 口腔内科疾病的预后

1.3.1 大部分口腔内科疾病是可以治愈的

口腔内科疾病一般分为牙体病、牙髓病和根尖周病、牙周病、粘膜病 4 部分。牙体病及时做充填治疗，是能够治愈的。牙髓病和根尖周病通过牙髓或根管治疗，可以保髓或保牙，基本能完全恢复牙齿的原有形态和功能，预后较好。牙周病早期及时治疗，消除局部刺激因素，增强全身抵抗力，或经牙周外科治疗，病情可不再发展。

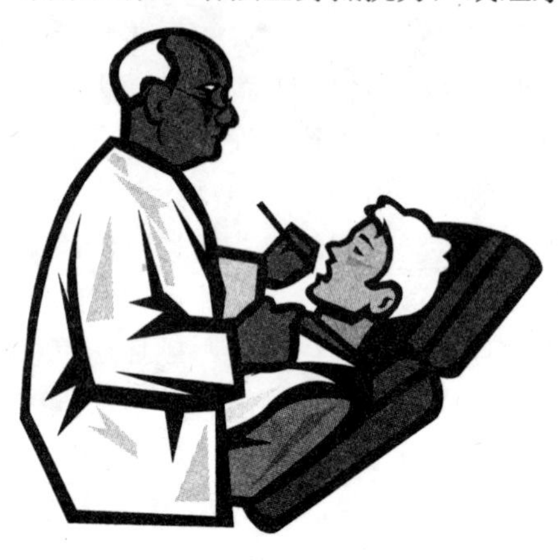

牙周病晚期，牙周袋形成、牙槽骨吸收、牙齿松动明显，这时预后往往很差，保牙困难或只能拔除患牙。粘膜病因发病因素复杂，对单独发生在口腔粘膜的疾病，一般局部用药，注意观察和定期复查，常可获得较好疗效。若伴发其他器官的病变，或是全身性疾病在口腔中的表现，这种治疗效果与原发病有关，原发病治愈则口腔症状也随之消失。但往往是原发病不易治愈，因而口腔粘膜的表现长期存在，时轻时重，预后欠佳。各种口腔内科疾病的预后除与疾病的种类、性质、发展程度和病因有关，还与患者机体的抗病能力有关，不少疾病预后的个体差异很大。

1.3.2 口腔内科疾病的预后与口腔保健密切相关

口腔是身体的一部分，全身状况对口腔疾病的发生有一定影响，但局部因素在口腔内科疾病的发生中起着举足轻重的作用。牙石、菌斑、口腔内的不良修复体等是许多口腔内科疾病发生的直接原因。注意口腔自我保健的人，口腔卫生良好，菌斑、牙石不容易在牙齿上沉积，牙齿不易龋坏。一旦有小的龋坏也能早发现、早治疗，预后良好。而口腔卫生差的人，不注意口腔健康和自我保健，即使出现牙龈出血、牙齿酸痛等也不在意，常等到牙痛剧烈、不能吃饭、牙根部或面部肿胀、牙齿松动时才到医院就诊。这时病情常较为严重，预后也就较差。

1.3.3 口腔内科疾病重在预防

牙病的发生、发展最常见的呈“三部曲”，既龋病—牙髓病—根尖周病；牙龈炎—牙周病—牙齿脱落。而龋病和牙龈炎都是可以预防的。在我们衣食住行的日常活动中，只要稍加注意，口腔内科的许多疾病是可以避免发生的。谈起预防，龋病应首当其冲，因为在有些地方的青少年中龋病发病率高达 80%～90%，是牙病防治的重点。联合国世界卫生组织已将龋病和心血管疾病、癌症并列为人类应该重点防治的 3 大疾病。并提出了“2000 年人人享有口腔卫生保健”的口号，确定了要达到的目标和应采取的措施。在口腔专家的倡议下，已将每年的 9 月 20 日定为“爱牙日”。防龋的基本措施是消除牙石、菌斑等致龋因素，这也是预防牙髓炎、根尖周炎的重要途径。同样，消除了牙石、菌斑等局部刺激因素，也大大减少了牙龈炎，同样减少了牙周病和牙齿松动脱落。只要进行有效的预防，人们就可不再为牙病所困扰；也只有人人了解口腔保健知识，辅以科学有效的防龋措施，才有可能在不久的将来，使龋病能够远离人类。

（口腔颌面外科）

1.4 口腔颌面外科的诊治范围

1.4.1 口腔颌面部的组成

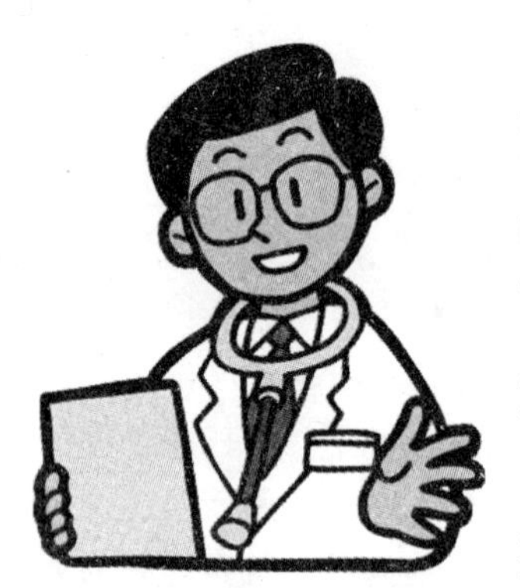

我们医学上所说的口腔颌面部主要包括口腔及颌面部。口腔位于颜面的下半部分，是消化系统的起端。前面以嘴唇为界，两侧是面颊部，上面是腭部，下面由口腔底部的肌肉和舌头组成，向后与咽部相通。口腔中的主要结构如下。

牙齿　是口腔内的重要器官，其主要功能是咀嚼食物和辅助发音，并对保持面部正常形态有密切关系。牙齿是附着在人的上、下颌骨上，而上、下颌骨容纳牙齿的部位医学上称为牙槽突。

牙龈　即我们平时说的“牙肉”。人的口腔表面都被一层柔软的口腔粘膜覆盖，在牙齿周围覆盖着牙槽突的粘膜叫牙龈，突出于相邻两牙之间的牙龈叫“龈乳头”。

嘴唇　是面部容貌的重要组成部分。其外面覆盖着皮肤，里面衬以粘膜，中间由肌肉、血管、神经等组成。嘴唇分上唇和下唇，唇两端为口角。上唇正中有一纵行的浅凹，称为人中，在上 1/3 正中处，为人中穴，常用作治疗人事不省患者的急救穴位。唇皮肤与粘膜交界处，叫做唇缘。唇红部的血管比较丰富，接近粘膜表面，正常情况下呈樱红色。如果人体血液内缺少氧气，唇红部就变为青紫色（医学上称为紫绀）。

颊　位于口腔的两侧，由肌肉组成。外侧就是脸部，内侧为口腔粘膜。颊部肌肉间有脂肪组织，脂肪存积得多，人的面部就显得丰满；脂肪存积得少，面部就显得干瘦。

腭　俗称“天堂”。其前2/3是粘膜覆盖下的骨板，叫做硬腭，后面1/3是粘膜和肌肉，可以活动，叫做软腭。软腭后部中央有一向下突起，叫悬雍垂，俗称小舌头。腭部将口腔与鼻腔分开，通过软腭的运动辅助发音。

舌　是人进食、语言及情感交流的重要器官。主要由几组不同方向的肌肉组成，可以完成许多复杂的功能活动，如前伸、上抬、扭转等等。

此外口腔还有涎腺分泌唾液，即口水。人体主要有 3 对大的唾液腺，分别是腮腺、颌下腺及舌下腺，各自有自己的导管系统将分泌的唾液排至口腔中帮助消化。

口腔颌面部的骨骼有上颌骨、下颌骨、颧骨、鼻骨等等。与口腔直接有关的有上颌骨和下颌骨。上颌骨居颜面中部，左右各一，互相连接构成面中部的支架并与邻近的颅骨相连。上颌骨内部有一空腔，医学上称为上颌窦，上颌窦距离附近牙齿的牙根很近，牙齿发炎也可造成上颌窦炎，另外上颌窦的肿瘤可引起牙齿疼痛和松动等症状，应引起注意。下颌骨俗称下巴骨，分为体部及升支部，是面下部的主体。由于它在某些区域的结构比较薄弱，加之位置突出，所以外伤时常易发生骨折。

颌面部的肌肉可分为咀嚼肌及表情肌两大类，咀嚼肌是力量方向相反的数对肌肉群的统称，它们附着在上、下颌骨上，相互交替收缩和舒张，牵引下颌骨运动即形成张口和闭口活动，以完成咀嚼等功能。正常人的张口和闭口的肌肉力量是平衡的，如果颌骨骨折就会打破平衡引起张口、闭口或者咬东西困难。表情肌有控制面部表情的重要功能，附着在骨骼、软组织及皮肤上，由表情肌瘫痪引起的面部表情障碍医学上称为面瘫。

1.4.2 唾液是怎样产生的

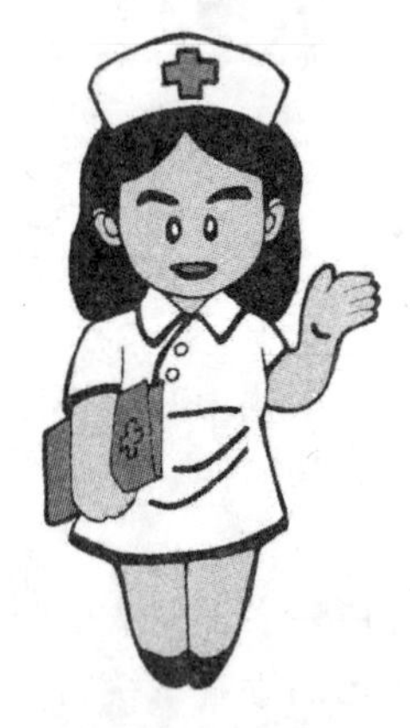

唾液是一种泡沫状，稍混浊，乳白色粘稠液体。其中水分约占 99.4%，固体成分占 0.6%。含有许多有机物和微量的钠、磷、钾、镁等元素。正常人每日唾液分泌量为 1 000～1 500 毫升。

唾液是唾液腺分泌的。唾液腺在口腔中分布很广，像很多大小的河流，都开口在口腔粘膜上。人体的唾液主要来源于 3 大唾液腺，即腮腺、颌下腺、舌下腺。此外还有很多小的唾液腺，如唇、颊、腭、舌等部位的腺体，都有一定的分泌作用。

我们唾液的分泌是直接受大脑控制的，是一种神经反射作用，当食物刺激口腔粘膜，兴奋冲动沿传入神经到达中枢。中枢兴奋以后，由传出神经传到唾液腺，引起唾液分泌。唾液的分泌也可以因条件刺激而引起，即通过视觉、听觉、嗅觉等产生，是条件反射性分泌，“望梅止渴”就是这个道理。

唾液是牙齿和口腔粘膜的外环境，影响口腔及牙齿组织的生理和病理变化，对口腔疾病的发生和发展有着密切的关系。

1.4.3 哪些疾病应该看口腔颌面外科

很多人把口腔科叫做牙科，认为口腔科只是看牙病的地方。实际上这是一种错误的认识，口腔科所包括的范围很广：一般来说可以包括头部发际以下，颈部喉结以上除了大脑、眼睛、耳朵、鼻子、喉之外的人体组织，在此范围内的炎症、外伤、肿瘤、畸形、牙病、神经疾病等都可去口腔科应诊。口腔颌面外科则是口腔科学的一个分支，主要诊治口腔颌面部的外伤、畸形、良恶性肿瘤、神经疾患、炎症、牙齿疾病等。

在古代的医学专著中早有关于口腔颌面外科学的内容记载，但一直到了近代，伴随着西方产业革命和工业技术的发达，口腔颌面外科才得到更为广泛的发展。解放前，我国根本没有口腔颌面外科的专业设置，有关口腔颌面外科的疾病被分散在牙科、普外科以及耳鼻咽喉科中。解放后为了适应社会主义建设的需要，在四川、北京、上海等地有关医学院校相继成立了口腔医学系，并在临床口腔医学中正式建立了口腔颌面外科专业。目前，在多数医学院及省市口腔医院都有这一专科设置。20 世纪 80 年代以来，我国的口腔颌面外科学界加强了同国外的广泛交流，并已开始走向世界。与其他国家比较，我国口腔颌面外科的业务内容要广一些，除拔牙、颞下颌关节病、颌面部外伤、涎腺疾病等外，还包括了颌面部整形美容外科、显微外科、头颈肿瘤外科等内容，所以口腔颌面外科实际上是涉及范围和领域非常广泛的一门学科。

1.5 口腔颌面部感染

1.5.1 何谓感染

人体最基本的结构是细胞。各组织、器官、系统是由一个个细胞按照一定的排列方式组成的，各器官系统相互作用、互相协调，从而构成统一的复合体——人体。在我们生活中存在无数的细菌、病毒、真菌、寄生虫等我们肉眼难以看见的生物，医学上把它们统称为微生物。其中有些微生物，一旦进入人体就会引起疾病，医学上把它们叫做病原微生物。

传统观念认为：感染就是外界环境中存在的致病微生物侵袭人体所致的疾病。这种观点把感染性疾病的发生完全归结为外来微生物入侵人体的结果，即人们常说的“病从口入”。近年来随着医学、微生态学的研究进展证实，这种观点是片面的。事实上，在人体口腔、鼻腔、尿道、阴道及皮肤等部位存在许多不同种类、数量的微生物，它们的存在非但无害，而且有益，医学上把它们叫做正常微生物群，是人体与微生物共同历史进化的结果。这些不同类型、数量的微生物依据各自不同特性，在人体不同的部位“定居”，即使同一部位也有多种微生物的存在，如口腔内就有细菌数百种。正常情况下它们互相制约、互相利用，就像自然界中的生物链，保持一种动态平衡，从而彼此之间“相安无事”。当然，这种平衡是正常微生物、人体和外界环境三者之间的平衡，犹如三足鼎立，一旦打破这种平衡，就会出现感染并导致疾病的发生。事实上人体每时每刻都会接触到多种病菌，然而并不“生病”，就是因为病菌的入侵受正常微生物和人体的“抵抗”，而使平衡免遭破坏。

总而言之，现代医学认为：感染是微生物对人体异常侵袭所致的微生物与人体之间相互作用的一种生态学现象。从以上不难看出，感染一定要有微生物的参与，只不过微生物可以是外界来的，医学上称之为致病菌；也可以是人体正常微生物群，医学上称之为条件致病菌。而颌面部感染即是感染发生在颌面部的疾病。

1.5.2 颌面部“发炎”和“感染”是一回事吗

感染是人体正常微生物生态平衡失调的结果，这种失调必然导致人体局部乃至全身生理功能的紊乱、组织的破坏而出现临床症状。人体有自身防御系统，一旦“外敌”入侵，人体就会自动利用自身力量对“入侵”做出防御性的局部反应，以局限和消灭“敌人”，清除死亡细胞，最后修复组织，恢复正常的生态平衡达到治愈。我们把发病到治愈这个过程叫炎症。当然，这个过程有许多生物活性物质的参与，且必须靠血液系统的运载来完成。简言之，正常微生物、人体和外界环境的变化导致它们之间建立的平衡被破坏而出现感染，随即人体就会对此做出反应，这个反应的过程就是炎症。由此可以看出，炎症是人体自身保护性的反应，对外界的不同“入侵”

方式都有效，这其中包括感染，但不止是感染。比如说物理因素、化学因素、机械因素，它们作用与人体，也会导致炎症反应。当您在回家的路上不小心摔伤面部，不久它就会肿胀，这就是炎症反应，而不是感染。

1.5.3 颌面部感染有哪些特殊性

颌面部感染与身体其他部位的感染有共同的地方，即感染局部发红、发热、肿胀、疼痛及功能障碍，以及相应的淋巴结肿大。病情较重时可出现发热、畏寒、食欲减退、乏力等全身症状。但颌面部感染还有其不可忽视的“个性”。

感染累及咀嚼肌，将引起不同程度的张口受限，影响患者的进食、发音，降低生活质量。

感染累及口底（即舌下组织）或咽旁，可引起患者进食、吞咽、语言甚至呼吸困难。长期可致营养不良，致机体抵抗力下降，加重感染，如此恶性循环至衰竭。

感染因面部软组织潜在间隙的存在而易扩散，这可“殃及近邻”如眼、耳、鼻等重要器官，感染化脓后皮肤溃破致面部疤痕形成而“毁容”。

由于面部特殊的解剖生理结构，如发生在上唇、鼻周区域（医学上叫做危险三角区）的感染，早期不恰当的挤压、热敷、搔抓，可导致海绵窦血栓性静脉炎或脑膜炎等严重病症，危及生命。

1.5.4 口腔颌面部感染的结局是什么

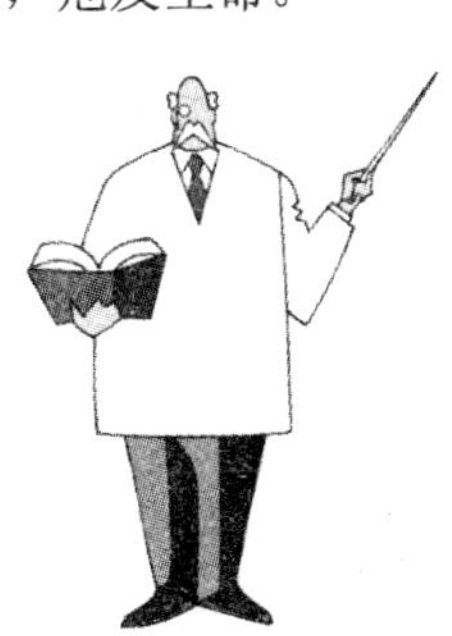

自然界中微生物大量存在，广泛分布，可以说，我们就生活在一个微生物的海洋中。我们与微生物（包括致病微生物）接触如此频繁，可为

什么就不生病呢？原来我们人体还有自身的一套强大防御系统，比如“发炎”就是人体对外界侵犯所表现出的积极反应，参与这个过程有很多成分，如白细胞、抗体、补体等体液因子。因此，感染与否，取决于双方力量的对比，即一方面取决于机体的抵抗力、感受性、患者的年龄、营养状况及口腔颌面部特殊的解剖特点等多种因素的影响，另一方面取决于细菌的类型、数量和毒力。而口腔颌面部感染的发生、发展、结局也是由上述两方面所决定的，医学上把这个结局叫做预后。当然，口腔颌面部的感染与其他部位感染的预后一样，要受治疗的影响。

口腔颌面部发生急性感染后，如果机体抵抗力强，而又得到合理的治疗，则感染可被机体局限在一定部位，通过自行吸收或感染形成脓肿后经医生切开引流后痊愈；当机体抵抗力与病原菌的毒力处于相持状态，或是处理不当时，则感染可转为慢性感染，反复发作，不能痊愈；如果致病菌毒力超过人体抵抗力或抗生素使用不当时，感染可向周围组织扩散开来，细菌或其毒素可以进入淋巴管或血液循环向远处扩散而出现淋巴管炎、淋巴结炎或发生败血症、转移性脓肿或血栓性静脉炎等严重并发症甚至危及生命。

1.6 颌面部肿瘤的特点

1.6.1 哪些属口腔颌面部肿瘤

人体是一个个细胞为基本单位构成的，各组织器官每天都有衰老、死亡的细胞形成，同时又有许多新生细胞产生以补充到组织，从而维持人体正常的生长发育。而新生细胞是怎样产生的呢？是以我们摄入的食物为原料，经过机体一定的调控方式，由细胞的生长、分裂来完成的。如果人体因为内在或外在的因素引起调控方式的失调，对细胞的生长、分裂失去控制，出现细胞的异常增殖及功能失调所导致的疾病就是肿瘤，一般是以新生物或包块的形式出现。简单地说，肿瘤就是由组织细胞异常分裂而成的新生物，是一类严重危害人类健康的多发病、常见病；在新世纪，恶性肿瘤已成为人类的第一大“杀手”。

口腔颌面部肿瘤就是指肿瘤的发生部位在口腔颌面部，是头颈部肿瘤的重要组成部分，国际抗癌联盟协会 1987 年正式把头颈部肿瘤分为 7 类：唇、口腔（牙、牙龈、唇内侧粘膜、前庭沟、颊粘膜、舌体、口底）、上颌窦、咽（口咽、鼻咽、下咽）、涎腺、喉和甲状腺，其中大部分是位于口腔颌面部。

1.6.2 肿瘤和癌是一回事吗

根据肿瘤的形态和对机体的影响，即肿瘤的生物学行为，肿瘤可分为良性肿瘤和恶性肿瘤。良性肿瘤我们一般简称为“瘤”，如：腺瘤、混合瘤、神经纤维瘤；恶性肿瘤则称为“癌”、“肉瘤”或“母细胞瘤”。所以，癌是恶性肿瘤的一种类型。我们称某肿块为肿瘤，它可能是良性肿瘤，也可能是恶性肿瘤；如果称为“癌”，则其一定是恶性肿瘤。但是，由于某些肿瘤仍沿用传统的名称而称某新生物为“瘤”时，不一定就是良性肿瘤。

1.6.3 良性肿瘤“良”吗

口腔颌面部肿瘤按其生物学特性和对人体的危害，可分为良、恶性肿瘤两类。“良者”，就是对人体危害小，那是不是我们患了良性肿瘤就可以对它“不闻不问”，任其发展呢？是不是可以掉以轻心呢？其实肿瘤的“良”与“恶”的区别是相对的。有的良性肿瘤可转为恶性肿瘤，如乳头状瘤。不过良性肿瘤一般无自觉症状，不发生淋巴道转移，对人的危害较小。但有些肿瘤生长在一些重要部位，如舌根、软腭，如不及时治疗，可出现呼吸、吞咽困难，威胁生命；如长在面部，会影响美容，压迫邻近器官，如气管、眼球等；如长

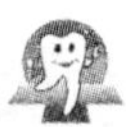

在颈动脉上，即我们常说的动脉瘤，可因破裂大出血而危及生命。故良性肿瘤也应及早治疗，以付出最小的代价，获得最好的疗效。

1.6.4 恶性肿瘤“恶”在哪里

恶性肿瘤的特点为局部浸润和向远处转移。其“恶行”昭著，特点是：①生长快。肿瘤细胞可大量繁殖，其原料来源于人体自身，故会大量消耗人体营养而致贫血、消瘦、乏力。如肿瘤位于口腔内，影响营养的摄入而加剧上述表现。恶性肿瘤到了晚期就会表现为全身衰竭，医学上称为“恶病质”，表现为：极度消瘦、乏力、衰弱。②易浸润或向远处转移。颌面部肿瘤向邻近部位浸润：可侵及眼球、颅底、呼吸道、食道及颈椎、胸肺、支气管等。向远处转移可破坏五脏六腑，造成功能损害，重则危及生命。③恶性肿瘤不易根治。因恶性肿瘤的生长快以及人们医疗保健知识相对贫乏，致恶性肿瘤难以早期发现，肿瘤向深部浸润或转移，这就对临床上的根治带来难度。

1.6.5 口腔颌面部肿瘤的特点与预后

口腔颌面部肿瘤可分为良性、恶性肿瘤以及临界瘤。临界瘤是什么呢？当然不是指良性、恶性肿瘤混合在一起的瘤，而是其“表现”介于良性或恶性之间，即“不良不恶”的中间型。说它“良”，可又易复发，更大的危害还在于有恶变的趋向；说它“恶”，可经正确治疗后又能痊愈而不再转移、复发。如涎腺混合瘤、造釉细胞瘤等。肿瘤的分类不同，其预后也截然不同。现代医学从两个方面来评价颌面部肿瘤的预后，一是生存率，二是生活质量。生活质量是近年提出的一个重要指标，是指患者的疾病经过治疗后还应具有较理想的生活能力，这种生活能力主要表现在工作能力的恢复和社会活动的参与，患者不仅应有生理上、体能上的恢复，还要有心理上的承受能力。随着人们观念的转变，生活质量愈来愈受到人们的重视。颌面部的肿瘤，对功能、外形影响较大。其评价标准如下。

一般而言，颌面部的良性肿瘤不会对生命构成威胁，生存率高，但对外形影响大；而对于某些特殊部位的良性肿瘤，如颈动脉体瘤、位于舌根部的肿瘤或面积较大、位置较深的血管瘤，它们将不同程度地对生命构成威胁。恶性肿瘤早期检出率不高，生存率较低，临床上一般用 3 年、5 年、10 年生存率来衡量；其对患者生活质量影响也很大。对于早期发现的恶性肿瘤或癌前病变，治疗恰当，其预后与良性肿瘤类似。而临界瘤与良性肿瘤一样，恰当的治疗，对生存率影响小。若复发或变“恶”，即为恶性肿瘤，其预后就与恶性肿瘤差不多了。

1.7 颌面部常见的畸形有哪些

1.7.1 颌面部常见的软组织畸形

颌面部的畸形总的分为先天和后天畸形两大类，先天畸形以唇裂、面裂及腭裂最为常见。在胚胎发育过程中，面部的发育一般在 12 周时完成，在此期内，一些因素（遗传、药物、病毒等）可以导致胎儿面部发育障碍，造成各种相应畸形的形成。

唇裂（图 4）即我们俗称的“兔唇”、“豁嘴”，是口腔颌面部最常见的先天性畸形，且常与腭裂伴发。据我国 20 世纪 80 年代以前的统计资料，新生婴儿唇裂的发生率约为 10 / 万。根据我国出生缺陷监测中心 1987 年调查，其发生率为 18 / 万。上述两个时期资料表明，我国唇腭裂的发生率有上升趋势。

面横裂是一种较少见的先天性面裂畸形，表现为一侧或双侧自口角到耳前区的皮肤软组织水平全部裂开，同时多可见到并发的下颌骨发育不良及耳前瘘管、耳朵畸形等。患者没有正常的吸吮功能，长期流口水并有严重的牙及颌骨畸形。

腭裂（图 5）可单独发生也可与唇裂同时伴发。腭裂不仅有软组织畸形，更主要是骨组织畸形。腭裂患者的吸吮、进食及语言等生理功能障碍比唇裂更严重。同时因颌骨发育不良而常导致面中部塌陷，严重者呈蝶形脸，牙齿咬合错乱。这些都严重地影响到患者的咀嚼功能和面容。对患者的生活、学习、工作均带来不利影响，也

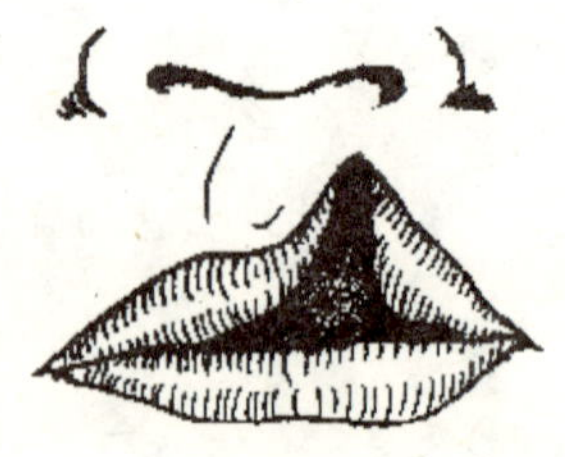

图 4 唇裂

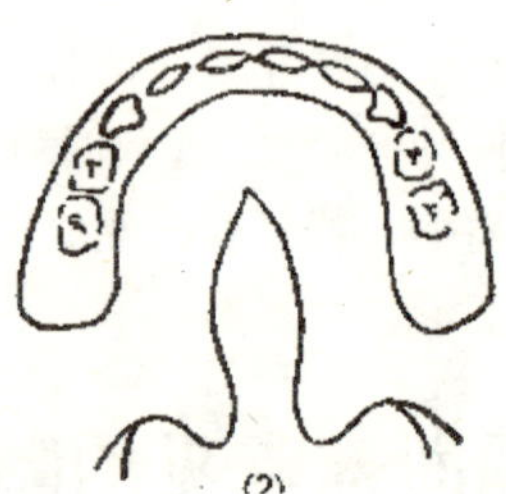

图 5 腭裂

易造成患者的心理障碍。腭裂患者的硬腭与正常人在形态结构上有明显差别。主要表现为上腭部裂开，存在程度不同的裂隙，造成口、鼻腔相通。因此，腭裂患者无法有效地控制口腔中的气压和气流，大部分气流从鼻腔漏出，说话时就不可能与正常人一样发出清晰的语言，而代之以一种特殊的、带有浓重鼻音的“腭裂音质”。

口腔颌面部后天畸形或缺损是指由于疾病或损伤等引起的组织缺损，也称为获得性畸形和缺损。由于致畸因素的种类与作用程度的不同，有时后天性畸形和缺损所造成的功能障碍及外貌缺陷较之先天性畸形和缺损更为复杂和严重。

1.7.2 颌面部常见的骨畸形

牙颌面畸形是指因颌骨发育异常引起的颌骨畸形和其伴发的牙齿关系以及颜面形态异常。常见的颌骨发育畸形包括发育过度与发育不足两大类，可以单独或同时发生在上颌骨及下颌骨，畸形可以

是对称的，也可以是非对称的。以研究诊治牙颌面畸形为主要内容的学科称为正颌外科，是颌面外科学的一个分支。

颌骨发育畸形是个体生长发育过程中逐渐显现的一类病变，不仅影响外貌，也常常影响咀嚼、语言等生理功能。通常，颌骨发育畸形是由先天性的因素或后天性的原因，或由二者的联合影响所致。先天性因素中，可由基因遗传或胎儿发育期的母体内环境影响，如母体妊娠期营养不良，内分泌紊乱，损伤或感染性疾病均能影响牙颌面系统非正常发育而导致畸形。在后天因素中，从婴儿到少年的生长发育阶段，任何引起牙颌面系统发育障碍的内分泌功能失调、感染、损伤、营养不良，以及不良习惯等也均可导致牙颌面畸形的发生。临床上所见的牙颌面畸形，特别是颌骨发育畸形患者，很难明确其真实的病因。

（口腔修复科）

1.8 义齿的种类和新进展

1.8.1 何谓义齿？义齿材料的选择

义齿就是人们俗称的“假牙”，即应用各种口腔修复材料恢复牙齿缺损、缺失的修复体。正常成人口腔内有 28～32 颗牙齿，由于牙齿的缺损程度、缺牙位置和数目的不同，每个人的缺牙情况有很大的差异。所以假牙的种类很多，分类也较复杂，传统的分类方法是按照患者能否自行取戴分为活动义齿和固定义齿。活动义齿又按牙列的缺损程度、假牙的承力方式及所用的修复材料分为可摘局部义齿、全口义齿、覆盖义齿、铸造支架、隐形义齿等；固定义齿按牙体的缺损程度、假牙的固位形式以及所用的修复材料分为嵌体、金

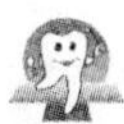

属全冠、烤瓷熔附金属全冠、金属塑料联合全冠、桩冠、单端固定桥、双端固定桥等。

义齿的发展实质上就是口腔修复材料的发展，每一种新的口腔修复材料的出现，都会带来假牙修复方面的新突破。金属材料是口腔修复的常用材料之一。钴铬合金的出现和铸造技术的不断成熟，使得口腔修复逐渐淘汰了不锈钢锤造冠，而大量采用铸造全冠，克服了锤造冠功能形态差、自洁作用不好及容易嵌塞食物等缺点；另外，铸造支架的应用，也大大改善了活动假牙的强度和稳固性，降低了异物感。后来，镍铬合金的研制，找到了与瓷的热膨胀系数相匹配的非贵金属铸造合金，使陶瓷在口腔修复领域中得以大量的应用。"烤瓷牙"（即烤瓷熔附金属全冠）以其体积小、美观、舒适、耐磨、咀嚼效率高等优点受到广大患者的青睐，在牙体缺损、个别牙缺失、变色牙及牙齿不齐等方面被广泛应用，是目前一种比较成熟的固定修复方法。近年来，口腔陶瓷技术的不断改进，瓷的抗折能力逐渐提高，全瓷牙已经逐渐应用到临床。全瓷牙不需要金属内衬冠，色泽更为稳定、逼真，虽然价格较贵，但具有良好的发展前景。铸造钛合金将是未来口腔修复的常用金属材料，其质量轻，又具有良好的生物安全性，是一种比较理想的修复材料。钛合金可用于铸造金属全冠、金属支架和人工种植钉等方面，但由于钛合金对铸造技术要求较严格，成本偏高，所以在临床上还未得到广泛的应用。

1.8.2 什么是烤瓷牙

20 世纪 80 年代以来，口腔烤瓷技术在临床上得到了较为广泛的应用，烤瓷牙已经成为固定修复的主流。烤瓷牙的制做步骤繁多，工艺复杂，是集高温、铸造、粘结等技术为一体的高科技产品。其原理是在所需镶牙的部位先用高强度合金制做金属帽，然后在金属帽的表面烤上一层与天然牙色泽相近的瓷粉，最后粘结到口腔内事先磨好的牙齿上。烤瓷牙坚固耐磨，色泽美观、逼真，接近于天然牙，生物相容性良好，对口腔组织无不良刺激，易清洁。烤瓷牙不仅能恢复牙齿的形态和功能，还能起到美容的效果。另外，烤瓷牙在牙龈边缘处的密合性大大优于传统的修复体，有利于口腔牙齿组织的健康。

烤瓷修复（见彩图 3.5、彩图 3.6）主要有烤瓷冠、烤瓷桥和烤瓷桩冠 3 种形式。烤瓷冠用于口腔内没有缺牙的情况，多是因为牙齿的形态或色泽不美观、排列不整齐等，如口腔牙列不齐、牙齿间有缝隙、四环素牙、氟斑牙、牙齿畸形等等。烤瓷桥是临床中比较常见的修复方法，主要用于少数牙齿缺失的情况，烤瓷桥需要缺牙两侧的天然牙做固位牙，需磨去固位牙的部分牙体组织，这往往让许多想镶烤瓷牙的人犹豫不决。实际上你根本不用担心，整个操作过程是在麻醉下进行的，基本上没有痛苦，也不会对好牙以及全身产生不良影响。烤瓷桩冠的适应范围较窄，因为只有当牙齿的牙冠缺损而牙根健康的情况下才能选择该种修复方法。它的最大优点是不需要磨切健康牙齿，而是利用口腔内残留的牙根（必须是经过正确治疗的），在根管内打入成品或铸造根管桩，然后在根管桩的基础上制做烤瓷冠。烤瓷桩冠不需要邻牙直接或间接固位，假牙的咬合力是通过自身的牙根传递给牙槽骨，完全符合牙齿的正常生理功能特点；是一种比较理想的修复方法。烤瓷技术的开展使得许多有牙病的人能够如愿以偿，重新拥有一口洁白、整齐的牙齿。

当然，并不是所有的牙列缺失都可以镶烤瓷牙，若缺失的牙齿较多，或虽然缺牙不多，但邻近的天然牙的牙周状况较差，则不能选择这种修复方法。要特别提示的是瓷的脆性较大，戴上烤瓷牙后，不宜用该牙咬太硬的东西，否则可能会出现崩瓷现象。

1.8.3 什么是即刻义齿

通常情况下，牙齿拔除后，需要 2～3 个月之后才能够镶牙，这期间往往会因缺牙（特别是前牙）给你带来许多不便。即刻义齿可以解决这一难题。它通过拔牙前取模型，在模型上去掉要拔除的牙齿，然后制做假牙。即刻义齿完成后，再行外科手术拔除牙齿。拔牙后，可立即戴上假牙，不影响美观，也不妨碍你进行正常的工作和社交活动，尤其适用于从事演员或教师等对美观要求较高的人。当然，即刻义齿只是一种过渡性假牙，当伤口完全愈合后，应更换成永久性假牙。另外，即刻义齿还有压迫止血、保护伤口的作用，并减小对发音的影响。即刻义齿传递的功能性刺激，还可延缓牙槽骨的吸收。但即刻义齿戴入后应注意 24 小时内最好不要摘下假牙，以免影响血块形成，而且拔牙术后往往会出现伤口肿胀，一旦取下义齿，再戴入时就比较困难。若强行戴入，可能会刺激伤口，引起疼痛。如果方便的话可短期服用止痛药，用冷毛巾湿敷面部。同时还应注意吃一些较软的食物，以免碰伤伤口。

1.8.4 什么是隐形义齿

隐形义齿属于一种活动假牙，它采用一种高弹性、抗折力强、无毒无味的高分子材料取代传统活动义齿的金属挂钩（即卡环）和牙托部分。这种材料的色泽与牙龈组织相近似，具有很好的透明性，并含有仿生效果的“毛细血管”，戴在口腔内具有很强的隐蔽性，不像活动假牙露有金属钢丝，能达到一定的仿真、仿生效果，并因此而得名。隐形义齿除人造牙外，其余部分都是这种高分子材料。该种材料抗老化能力强，在口腔环境中体积稳定、不变形。另外，它还有坚韧、弹性回复好等特点，所以，隐形义齿不仅容易取戴，而且还有良好的固位性。

1.8.5 什么是人工种植牙

人工种植牙又叫种植义齿，是近年来新兴的一种修复方法。许多人顾名思义会认为种植牙像种庄稼一样，播下种子就可以长出牙齿来，事实上现代口腔医学还没有达到那一步。我们所说的种植牙是将人工材料制成的种植体经手术植入到人体的颌骨内或骨膜下，愈合后支持假牙的一种方法。分为植入人体颌骨内起支持固位作用的种植体（即相当于牙根部分）和承担咀嚼作用的牙冠两部分。其外部形态和受力原理与天然牙相似，是一种仿生牙。人工种植牙的最大优点是不需要邻牙承担咬合力，镶牙时不磨切周围的健康牙。咀嚼时，咬合力通过种植钉直接传递给颌骨。近年来，口腔种植材料不断发展和更新，种植技术日渐成熟，人工种植牙越来越被更多的人所接受，是一种具有广阔前景的修复方法。

1.8.6 什么是覆盖义齿

覆盖义齿是指假牙的牙托覆盖并支持在牙冠或已做治疗的牙根上的一种全口义齿或可摘局部义齿。这些被覆盖的牙齿或牙根称覆盖基牙，由于这种假牙的牙托下面有自身的牙齿或牙根支持，可减轻牙槽骨的负荷，延缓牙槽嵴的吸收。所覆盖的牙根上还可以制做某些固位装置（图6），起到增强假牙的固位、稳定等作用。采用覆盖义齿修复，可保存过去认为必须拔除的牙齿或残根，免除了拔牙的痛苦和缺牙时带来的诸多不便。保留的天然牙齿或牙根还可减少或防止假牙牙托的下沉，特别是游离末端牙托的下沉，从而减少了对非覆盖基牙上的扭力，减轻软组织和牙槽骨所承受的压力。由于覆盖义齿保留了牙根，牙根的牙周膜内存在着本体感受器，假牙受咀嚼咬合力后将部分咬合力传递给下面的牙根，从而使假牙具有区别咬合力的大小和方向、

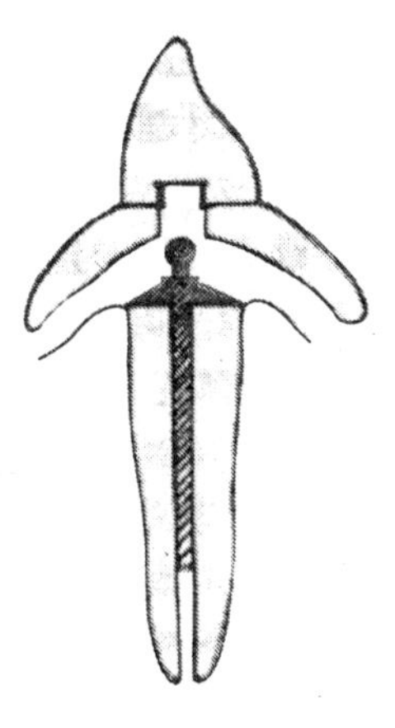

图 6 栓钉覆盖义齿

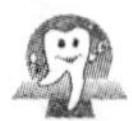

判断食物的大小和厚薄的能力。

1.8.7 何为磁体固位覆盖义齿

磁体固位覆盖义齿的原理与覆盖义齿基本相同，只是多了一个磁体固位系统。磁体固位系统是由一对异极磁体所组成，一极嵌入假牙内，称为固位体；另一极则固定于牙根内，称之为衔铁。当义齿戴入口腔内时，假牙会因磁体的吸力而就位，并产生固位力。临床上用这一方法增强下颌全口义齿、可摘局部义齿以及颌面部赝复体的固位，效果比较理想。磁性材料根据磁体的性能分成硬性磁合金和软性磁合金。硬性磁合金的抗磁化性好，必须置于强磁场之中方能被磁化。但是，一旦磁化后它的抗退磁性较强。软性磁合金本身不存在磁场，但具有高磁导率，当受到永久性磁体作用时，则立即形成强的感应磁体而产生吸力。在义齿修复中，假牙牙托内安放的是永久性磁体，而覆盖基牙的牙根内放置由软性磁合金铸造而成的根帽，当义齿戴入时，根帽立即被磁化，产生吸力而使义齿得以固位；当义齿取出时，根帽的磁场随即消失。这样既可以在戴假牙时起到固位作用，又可免除不戴牙时口腔内存在磁场而带来的不便。

目前，磁铁技术几乎可用于任何残留的牙根上。磁体固位的覆盖义齿，既具有磁体固位的优点，又具有覆盖义齿的优点。假牙戴入后，磁体能产生持续的固位力。这种固位力不会因磨耗而降低，也不会随时间延长而减弱。采用磁体技术，替代了传统活动假牙的金属卡环，减轻了固位牙在咀嚼运动中所受的侧向力，保护了基牙。另外，磁体接触面可相对自由地移动，假牙因口腔内吸力有向上浮动的趋势，能缓冲假牙对粘膜的压力，不失为一种理想的修复方法。

1.8.8 什么是铸造支架？有何好处

铸造支架又叫连接体，是可摘局部义齿的组成部分之一。它将义齿的各部分连接在一起，具有传递和分散咬合力的作用。铸造支架替代了普通活动义齿的塑料基托，体积和厚度都远远小于塑料基托，大大减轻了假牙的异物感。而且，金属支架坚固耐用，假牙不易出现变形或折断等现象，金属具有良好的热传导性，进食时还可以提高味觉，尤其是全口义齿。另外，铸造支架与卡环连为一体，增加了假牙的稳固性，可最大限度地减少因活动假牙摆动而引起的基牙或粘膜疼痛。当然，铸造支架一般比较昂贵，尤其是钛合金，价格更高，在一定程度上影响其在临床上的推广应用。

1.8.9 全口义齿靠什么固位

当牙齿全部缺失后，您只能选择全口义齿。全口义齿的固位原理与其他义齿有很大区别。了解一些有关全口义齿固位的知识，对于指导您使用假牙及假牙的维护有着非常重要的作用。由于口腔内没有天然牙，全口义齿只能依靠牙托与粘膜间的大气压力、吸附力、唾液的粘结力来固位。同时，良好的咬合关系、合适的牙托边缘与外形也是义齿获得良好固位不可缺少的因素。

众所周知，生活在大气中，人体的各个部分都受到一定的大气压力。戴在口内的全口义齿，其牙托磨光面同样受到大气压力的作用。牙托与其覆盖的粘膜紧密贴合，在大气压力下，二者之间形成负压，使义齿获得良好的固位。吸附力是两个物体分子之间的吸引力，包括附着力和粘着力。附着力是指不同分子间的引力，粘着力是指相同分子间的凝聚力。全口义齿牙托与所覆盖的粘膜之间有一薄层唾液存在。在基托与唾液之间，唾液与粘膜之间存在着附着力，而唾液本身有粘着力，共同形成基托与粘膜之间的吸附力，可增加义齿的固位力。良好的咬合关系也是假牙固位所必需的。全口义齿戴入口内时，上下人工牙的尖窝对应关系要符合未缺牙时的上下颌位置关系，而且上下牙的咬合面要有均匀广泛的接触，只有这样咬合力才有助于固位。否则会造成假牙的翘动，甚至脱位。同时，合

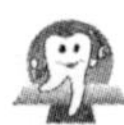

理的排牙也会在一定程度上有利于假牙的固位。全口义齿的人造牙应按一定的规律排列，在咀嚼运动时，下颌前伸、侧向运动时应达到平衡。还有，牙托的磨光面应呈凹面，这样在咀嚼运动中，唇颊舌肌作用在基托上的力能对假牙形成挟持力，使假牙更加稳定。

1.8.10 何为固定桥

固定桥是一种固定修复方法，临床上应用得比较多。最常见的是双端固定桥（图 7），即当一颗牙齿缺失后，缺隙两侧都有天然牙，镶牙时，需要将两侧的天然牙作为固位牙，就像架桥时的桥墩。假牙做成后，两端为空心冠，套在磨好的固位牙上，起固位和承担咬合力的作用，称固位体。中间则是实心牙冠，又叫桥体，恢复缺牙外形和咬合接触，但其所受的咬合力通过桥体传递给两端的固位牙。所以，即使一颗牙缺失，在行固定桥修复时，需要做 3 颗假牙。当然，这会增加你的经济负担，尤其是做烤瓷牙时，费用往往很高。说到这里你一定会问：能不能减少一颗固位牙？回答是可以的，有些情况如缺牙间隙较小或缺牙在整个牙列中受力较小时，可以考虑减少一颗固位牙，即单端固定桥，

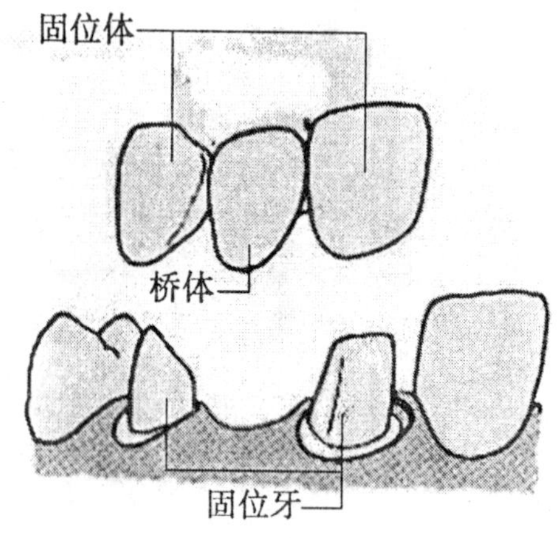

图 7 固定桥

这样可以少累及一颗天然牙，降低费用。但是单端固定桥的稳固性较差，受力容易产生旋转，影响假牙的寿命，所以应尽可能选择双端固定桥。通常情况下，缺 1 颗牙时，需要 2 颗健康牙齿做固位牙；

缺 2 颗牙齿时，需要 3～4 颗固位牙。千万不要为了省钱而一味减少固位牙，否则不仅会影响假牙的功能，缩短假牙的寿命，有时还会因固位牙负担过重导致不良后果。

1.9 现代修复学的修复原则和修复方法

1.9.1 功能、美观、健康原则

假牙的首要作用是恢复咬合关系，行使咀嚼功能。一个人的身体健康状况与饮食密切相关。俗话说生病“三分治，七分养”，所谓“养”，就是要通过饮食调整，增加营养，增强自身的抵抗力。牙齿的缺失直接影响咀嚼功能，不利于营养的摄取。一副好的假牙首先要能最大限度地恢复咀嚼功能。假牙咀嚼效率的高低，与假牙的类型和制做工艺有关，通常情况下，固定假牙、人工种植牙高于活动假牙；假牙咬合面的尖窝是否明显、与对合（该“合”字，医学上也常用“𬌗”字，如“错𬌗畸形”、“反𬌗”、“正中𬌗位”等，读音与“合”字同，本书统一用“合”）牙齿是否有广泛的接触也直接影响假牙的咀嚼功能。当然，假牙不仅要能够吃东西，还要讲究自然、美观，同时要有利于口腔组织的健康。由于我国的经济发展不平衡，部分地区的口腔医疗水平较差，存在着一些不正规的口腔诊所和街边的游医，他们制做的假牙虽然也可以恢复一定的咀嚼功能，但由于假牙的设计不科学、不规范，所用的材料陈旧落后，非常不利于口腔健康，长期戴用会引起周围健康牙齿的龋坏以及其他口腔疾病；同时假牙的色泽和形态往往较差，影响美观。口腔修复学是集牙科学、工艺学、材料学、铸造技术、美学等为一体的综合性学科，假牙的设计和制做要求医生要有扎实的专业基础知识和一定的临床工作经验。只有设计科学，工艺正规、严格，才能制做出一副既好用、又美观的假牙。

1.9.2 牙体缺损的常用修复方法

牙体缺损表现为牙齿形态的完整性遭到不同程度的破坏，如龋洞、残冠、残根等，它不同于牙齿缺失。因此，牙齿缺损的修复方法也不同。根据牙齿缺损的程度、修复体的制造工艺、所用材料的类型、修复体的结构特点等，常见的修复体可分为以下几种。

⑴嵌体　当牙齿轻度损坏时，可以将损坏的部分磨成规则的洞形，取模，在模型上制做修复体，然后再将其粘接到口内的真牙上，这种修复体叫嵌体。嵌体类似于“补牙”，所不同的是，“补牙”是将调和均匀的充填材料在其固化前直接充填到磨好的洞内。嵌体因所用材料不同，其特点各异，金属嵌体机械性能好，树脂或烤瓷嵌体美观。

⑵3/4冠和开面冠　主要采用金属材料制做，这种修复体覆盖真牙牙冠的咬合面、邻面和舌腭面，与美观有关的唇面则暴露或开窗。适用于牙齿邻接的轻度破坏，较金属全冠美观。近年来，由于烤瓷牙技术的不断成熟，临床上已经很少应用。

⑶罩面或贴面　即用树脂或陶瓷制做的覆盖于牙冠唇颊侧的修复体，主要是解决美观问题，适合于死髓牙、四环素牙、氟斑牙等引起的牙齿颜色异常。其特点是美观、操作简单、价格便宜。但易脱落，使用时应加以保护，不能啃咬过硬的东西。

⑷全冠　是覆盖全部真牙表面的修复体，有金属全冠、塑料全冠、烤瓷全冠等。用于保护真牙，防止牙齿折裂，尤其是牙齿本身有隐裂，或是经过治疗的牙齿。烤瓷冠还可用于各种因素引起的变色牙，是目前能够从根本上解决牙齿变色问题的最好方法。另外，固定桥两端的固位体也属于全冠。核冠或桩冠，适用于牙齿重度缺损，如残冠、残根。其原理是将做好的牙冠通过冠钉粘到真牙残根的根管内。

⑸CAD–CAM修复体　是一项新技术，即当所修复的牙齿磨好后，由光电探测系统采集光学印模，经微机信息处理，并指挥自动

铣床制做的陶瓷或金属修复体。

1.9.3 牙齿缺失的几种常用修复方法

牙齿缺失是指整个牙齿（包括牙冠和牙根）的丧失。近年来口腔修复学发展较快，新的修复方法不断出现，原有的修复方法也在改进和提高。牙齿缺失后，究竟该选择哪一种假牙呢？是不是新的方法就一定好呢？其实每一种假牙都有其优点和不足，镶牙时要根据自己的口腔条件、年龄、职业及经济状况等因素综合考虑。新技术、新方法虽然有其突出的优点，但不是所有人都适合。下面介绍几种常用的假牙。

⑴烤瓷牙　其特点是美观、舒适，口感好，耐磨。如果你只是缺了 1 颗或 2 颗牙齿，两侧都有天然牙且健康状况良好，烤瓷牙是一种比较理想的修复方法，尤其是前牙缺失，但价格较贵，选择时应结合自己的经济状况。

⑵金属固定桥　其特点是舒适、耐磨，口感好。金属固定桥的设计原理和条件要求与烤瓷牙基本相同，价格比烤瓷牙便宜，而且比烤瓷牙更耐用，只是美观效果较差。如果是后牙缺失，金属固定桥不失为一种较理想的修复方法。

⑶人工种植牙　其特点是模仿天然牙齿的生理结构特点和受力原理，镶牙时不需要磨除天然牙体组织，是一种较新的修复技术。但其价格昂贵，如果你的经济状况比较好，可以考虑选择这种修复方法。人工种植牙的适用范围较广，几乎各种牙列缺失都可以采用种植义齿。但也应适当考虑牙槽脊的高度、缺牙部位及全身健康状况。

⑷活动假牙　适应于各种情况的牙齿缺失，而且价格便宜，可以自行取戴，容易清洗。只是有金属卡环和较大的牙托，口感较差，有异物感，但经过一段时间适应后，会慢慢习惯。如果是多数牙齿缺失且经济状况不是很好时，活动假牙仍是一种较理想的修复方法。

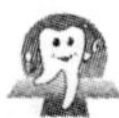

⑸隐形义齿　其设计原理与传统的活动义齿相似。隐形义齿除牙齿外，其余部分均采用一种高弹性、抗折力强、无毒无味的高分子材料制做而成，材料的色泽与牙龈组织相近，并含有仿生效果的“毛细血管”，比传统的活动义齿更加逼真、美观，但咀嚼功能稍差，适合于少数牙缺失或前牙缺失。

⑹覆盖义齿　镶覆盖义齿必须有个先决条件，即缺牙间隙内要有牙根。其基本原理与活动假牙相近，覆盖义齿充分利用了口腔内的残留牙根，增加了假牙的咀嚼功能和稳定性。如果你的缺牙间隙内有牙根，而你又不想拔掉，最好选择覆盖义齿。

1.10 牙齿缺失对身体有哪些影响

1.10.1 牙齿缺失对面容的影响

大部分人的面部从瞳孔到口裂延长线的距离与鼻底到颏底的距离大致相等，天然牙列存在时，上下颌的关系依赖于上下牙列尖窝交错的接触而得到保持。多数人面部下 1/3 的高度与整个面部的比例是协调的，表现为：上下唇轻轻接触，上唇被衬托得丰满，口裂约成一条横线。下唇位于上唇的稍后位，上唇结节（或唇珠）略微突起，鼻唇沟和颏唇沟清楚。一旦上下颌牙齿或单颌牙齿全部缺失，常出现习惯性下颌前伸，下唇移至上唇的前面，上唇明显塌陷，唇部皮肤显露出放射状皱纹。有的口角下垂，面部下 1/3 变短，鼻唇沟加深，颏唇沟变浅，患者呈现苍老面容。即使是个别牙齿缺失也会对面容造成不同程度的影响，尤其是前牙的缺失，会直接影响外观，还会给你带来诸多不便，比如不敢在众人面前谈笑。而且前牙的缺失在一定程度上影响发音，会妨碍你在音乐和语言等方面的学习。后牙的缺失，会导致颊部塌陷，人显得枯瘦。若后牙过早缺失，常引起前牙的倾斜或移动，导致前牙左右不对称。爱美之心，人皆有之，每个人都希望拥有一口洁白整齐的牙齿，让自己在众人面前更加自信。

1.10.2 牙齿缺失对邻牙及咬合关系的影响

人的一生中有两副牙齿——乳牙和恒牙。通常情况下，乳牙 20 颗，恒牙 28～32 颗，上下相等，左右对称，咬合面尖窝相对，形成天然的咬合关系。婴儿出生后 6 个月左右，乳牙开始萌出，大约到 2.5 岁乳牙全部萌出。6 岁左右开始换牙，此时萌出的恒牙为第一磨牙，又叫“六龄牙”。约 12 岁左右乳牙全部被替换。换牙期间应予以足够的重视，这一时期既是建立咬合关系的关键时期，也是龋病的活跃阶段。如果没有养成良好的口腔卫生习惯或未采取有效的防治措施，很容易引起牙齿的过早缺失。乳牙过早缺失，邻牙会向缺隙移动和倾斜，导致间隙变小，不利于下面恒牙的萌出，往往因间隙不足而发生错位萌出，导致牙齿不齐。恒牙的过早缺失，也会出现邻牙向缺隙倾斜和移动，同时，对颌牙因无咬合接触而向缺隙伸长，引起咬合关系错乱，严重的还会出现咬合干扰，甚至出现颞颌关节疼痛、弹响等症状。因此，爱护牙齿应从小开始，教育孩子养成良好的卫生习惯，饭后漱口，早晚刷牙。最好定期做口腔常规检查，做到早发现、早治疗，防止牙齿过早缺失。一旦牙齿已经缺失，应尽早镶牙，修复缺损，即使是乳牙缺失，也要及时镶牙或做间隙保持器，以免出现上述不良后果。

1.10.3 牙齿缺失对心理的影响

传统的医学模式是生物医学模式，将医学作为纯自然科学来对待，视人为纯生物性，而忽视人的心理与社会性。1977 年美国恩格尔提出了生物－心理－医学模式。医学模式的转变，使人们逐渐重视心理健康。牙齿的缺失，虽然不会像癌症或心血管疾病那样危及人的生命，但由于牙齿的缺失会影响人们的进食、美观、发音等，

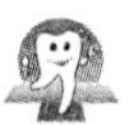

会给生活上带来诸多不便，因此会对心理产生不同程度的影响。尤其是青少年，若因牙齿问题影响到美观或发音，会影响他们的自信心，不愿参加集体活动和社交活动，甚至形成自卑心理，不愿与别人交流，导致内向、孤僻的性格，极不利于他们的身心健康和个人成长。

（口腔正畸科）

1.11 什么是口腔正畸

通俗地讲，口腔正畸就是对排列不整齐的牙齿或发育畸形的颌骨，采用人工矫治的方法，使其恢复正常的排列、形态和功能，达到协调、整齐、美观的一门科学。现代口腔正畸学的概念和范围已不仅仅局限于将不齐的牙齿排整齐，而是扩大到对上下牙弓合关系异常和整个牙、颌、颅面关系不协调而致的畸形进行诊断、预防和治疗。正畸治疗的目标是：健康、美观、功能良好、效果稳定。而决不单纯是排齐牙齿，更不是只排齐 6 个上前牙。要实现这一矫治目标，首先需要患者的正确认识和积极配合。在此基础上，由经系统学习和培训的口腔正畸医生对错合畸形做出正确的诊断、合理的矫治设计、精心的治疗，这样才能取得良好的矫治结果。

1.12 什么是矫治器

矫治器是一种治疗牙颌畸形的装置，或称正畸矫治器。它可根据需要产生不同的作用力，或由咀嚼肌、口周肌功能作用力借助矫治器使畸形的颌骨、错位牙齿及牙周支持组织发生变化，以利于牙颌面正常生长发育。按照矫治器固位方式分为两种。

(1)固定矫治器　就是用粘固粉或粘合剂将矫治器粘固于牙齿上，患者自己不能取下，而只有医生用器械才能取下的一种矫治装置。如方丝弓、直丝弓、Begg 细丝弓等。其优点是：固位良好，支抗充足，矫治力的准确度高，矫治效能好，能使多数牙移动，减少了治疗所需的时间，应用范围广。其缺点是：不利于口腔卫生，不利于牙体、牙周组织的保洁，制做技术较复杂，使用的器材价格较贵等。

⑵活动矫治器　就是附于牙齿或粘膜上，患者自己可随意摘戴，经医生调整加力后重新戴入口内。其优点是患者能自行摘戴，便于洗刷；能保持矫治器和口腔的卫生；矫治器如加力过大，患者可自行取下，可防止损伤牙体及牙周围组织；不影响美观，在某些场合可取下；能矫治一般常见的错合畸形；此类矫治器构造简单，制做容易。其缺点是固位相对较差，效果不佳，支抗不足，作用力单一。其控制牙移动能力不如固定矫治器，而且移动牙齿多为倾斜移动，矫治范围及矫治效能受到一定限制。因为塑料基托的关系，患者舌活动受限制，影响发音，异物感较强。如患者不能积极配合治疗，经常取下，治疗效果就难以达到预期效果。

1.13 口腔正畸的范围

1.13.1 什么是错合畸形

错合畸形是指儿童在生长发育过程中，由先天的遗传因素或后天的环境因素，如疾病、口腔不良习惯、牙齿替换异常等导致的牙齿、颌骨大小、形态、位置异常。这些异常的机制包括牙量与骨量、牙齿与颌骨、上下牙弓、上下颌骨、颌骨与颅面之间的不协调。因而近代错合畸形的概念已远不止牙齿错位和排列不整齐，还包括了由牙、颌、颅面间关系不协调而引起的各种畸形。世界卫生组织把错合畸形定为牙面异常，不但影响外貌也影响功能。错合畸形十分常见，据我国部分城市调查，以正常合为标准，其发病率达 29%～49%。可见，错合畸形是一种常见病、多发病，应引起大家的重视。

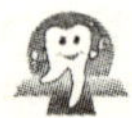

1.13.2 什么叫牙列拥挤

牙列拥挤（见彩图 3.1）是最常见的错合畸形，也是患者和他人最容易发现、辨认，矫治愿望较强烈的牙合畸形。常表现为牙齿因间隙不足而排列错位拥挤，可明显地影响外观。严重者可造成口唇闭合困难，形成开唇露齿。牙列拥挤的病因中遗传因素最为重要，此外还有颌骨发育不良，多生牙、牙齿替换过程中乳牙早失、乳牙滞留，口腔不良习惯如吮指、口呼吸等，均可影响颌骨发育而造成牙弓狭窄，由此产生牙列拥挤。临床上， 一般根据其严重程度，将牙列拥挤分为轻、中、重度拥挤，依不同程度采用不同的方法进行矫治。

1.13.3 什么叫“地包天”

“地包天”简单地讲，就是反咬合。正常咬合是上前牙覆盖下前牙。人们形象地将下前牙覆盖上前牙的现象称为“地包天”。正畸学上则称之为前牙反合，指在正中合位时，下前牙覆盖在上前牙唇侧的情况。它可以发生在儿童乳牙期，也可以发生在恒牙期，是一种较常见的错合畸形。儿童患前牙反合后，如不及时矫治，会妨碍面部正常发育。严重者会造成面中部凹陷，下颌前突，不仅会影响面部美观，而且可造成咀嚼障碍，口齿不清，影响儿童的身心健康。因此，前牙反合应早发现、早纠正。

1.13.4 什么叫深覆合

深覆合是指上下牙弓及颌骨在垂直方向上的发育异常所致的错合畸形。主要表现为牙弓与颌骨高度发育不足，前牙区牙及牙槽骨高度发育过度，后牙及后牙槽骨高度发育不足，上前牙切缘覆盖下前牙牙冠唇面长度 1/3 以上；或下前牙切缘咬合于上前牙牙冠舌面切

1/3 以上，称为深覆合。深覆合是一种不良的咬合关系，它不仅影响美观，而且导致咀嚼系统功能紊乱而产生病变。其原因是：①由于前牙覆合过深，在下颌运动中，上前牙受力较大，容易使牙周组织遭受创伤；②由于覆合过深，不利于下颌运动，久之使下颌运动受限，影响前牙的切割功能；③由于覆合过深，下颌向后运动的力可使颞颌关节组织损伤；④这种情况下，开口运动必须增强，才能满足功能需要，因而使下颌运动中肌肉过度收缩而出现功能障碍。

1.13.5 为什么会长“暴牙”

人们常说的“暴牙”（见彩图 3.2），医学上称为上颌前突。它给人的第一印象是上颌骨及上前牙明显向前突出，以致嘴唇难以闭拢，影响咀嚼、语音功能和面部美观。形成上颌前突的主要原因如下。

⑴不良习惯　婴幼儿长期的吮拇指、咬下唇、舔上前牙等不良习惯，妨碍了鼻腔向下发育，并给上前牙施以向前、外的推力，导致上颌前突。张口呼吸也是一种不良习惯，它引起上颌前突的机制是：每个人前牙的外侧有嘴唇覆盖，唇周肌肉的张力可使前牙内收，内侧有舌，舌的活动对前牙起着外推的作用，正常情况下，内外的力量是平衡的，所以牙齿就保持在正常位置。当张口呼吸时，嘴唇长期不能闭拢，使唇肌松弛，上前牙唇侧失去正常的内收压力，使外张力大于内收力，久之则形成上颌前突。

⑵萌牙或替牙时的局部异常　先天缺失 1 ～ 2 个下前牙，或下乳磨牙早失，导致下颌牙弓前段变小；多生牙以及上下第一、第二恒磨牙萌出顺序异常，使上颌牙弓变大，均可形成上颌前突。

⑶遗传因素　由父母的遗传基因作用所致。父母如有上颌前突的情况，则其子女出现这种情况的几率较高。因此而产生的上颌前突，常有明显的上颌骨突出。

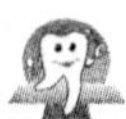

1.13.6 什么叫开合

开合是指上、下牙弓及颌骨垂直向的发育异常。正中合位时，部分前牙甚至前磨牙均不接触，上下牙齿切缘之间在垂直方向有空隙及下颌功能运动时无合接触，称为开合。开合的原因常为上颌牙槽骨的发育不足，以致上下牙不能接触。开合时牙齿无切割功能，也影响发音和面部美观，应及时矫正。

1.13.7 为什么会出现双层牙和多生牙

平时人们所说的“双层牙”，实际上是6～7岁儿童在换牙时，由于乳牙牙根没有吸收或轻微吸收，而不能自然脱落，导致后继恒牙从舌侧或唇侧萌出，出现双重牙列，看上去好像长了两排牙齿。这也是一种错合畸形，一旦发现，家长应及时带孩子找口腔医生检查，将滞留的乳牙拔除。否则会引起恒牙排列不齐、反合等错合畸形。

多生牙，顾名思义就是超出正常牙数以外的牙齿，通常出现在上颌正中两门牙之间。为什么会长多生牙呢？这还得从牙齿发育谈起。当胚胎第 6 周时，胎儿上下颌口腔粘膜的上皮细胞迅速增生，形成牙齿发育的始基——牙板，逐渐形成了 20 个牙蕾，这就是以后 20 个乳牙的雏形。在胚胎的不同阶段，又分别形成 32 个恒牙蕾，待胎儿出生后逐渐发育成相应的恒牙。在牙齿发生的早期阶段，如果牙板过度增殖形成的牙蕾数目多于正常数目，那么胎儿出生后的发育过程中就会多长出牙齿，这就是所谓的多生牙。由于多生牙在牙弓上可占据正常牙齿的位置，从而造成牙齿排列拥挤错乱。有时，多生牙与正常牙相互重叠也形成双层牙，两者之间的缝隙容易嵌塞食物，引起牙龈发炎或龋病。因此，多生牙有害无利，应尽早拔除，以免产生不良影响。

1.14 错合畸形对身体的影响

错合畸形是较为常见的口腔疾病，其对身体造成的危害如下。

⑴影响口腔和颌面部软硬组织的正常发育　在儿童生长发育过程中，错合畸形会影响口腔和颌面部软硬组织的正常发育。反过来，颌面部软硬组织的异常发育又可加重牙颌畸形的发展速度及程度。如前牙反合，其下牙弓妨碍了上牙弓向前发育而致使上颌发育不足，同时上颌本身有向前发育的力量，因而又推动下颌使其过分向前发育，随着年龄的增长，反合和颌面部畸形愈来愈明显，面中1/3凹陷，呈现新月状面型，即上述的“地包天”。又如一侧后牙反合或锁合造成面部发育不对称等。

⑵影响口腔的健康　由于牙齿拥挤错乱，刷牙时不易清洁，使食物残渣长期滞留在牙间隙、牙龈边缘等处，容易引起龋坏、牙结石、牙龈炎等，严重者可发展成为牙周病，造成牙齿松动。错合的牙齿常常咬合不正常，容易引起牙齿和牙周组织创伤。此外，错合还可造成下颌运动的异常，使面部肌肉容易疲劳，进而可引起颞下颌关节疾病，出现张、闭口时关节弹响、疼痛等症状。

⑶影响口腔功能　严重的错合畸形可以影响口腔正常功能，如前牙开合造成发音的异常；后牙锁合可影响咀嚼功能；食物在口腔中得不到充分咀嚼，囫囵吞咽，引起消化不良及胃肠疾病，损害机体健康。严重下颌前突还可造成吞咽异常，而重度下颌后缩则影响正常呼吸。另外，牙齿是辅助发音的器官，有错合畸形的患儿发音常不清楚，给儿童的语言学习带来困难。

⑷影响容貌外观　牙齿不整齐、开唇露齿以及由于上颌前突、下颌前突、下颌后缩、长面型、短面型等引起的面部不协调等，均可影响面容的美观。

2.未病预防篇

（口腔内科）

2.1 口腔健康的含义和三级预防的概念

2.1.1 口腔健康的标准

预防口腔疾病需要先知道什么样的口腔才算是健康的。按 1981 年世界卫生组织制定的标准，口腔健康是指“牙齿清洁、无龋洞、无疼痛感、牙龈颜色正常、无出血现象”。虽然目前对口腔健康所下的定义各不相同，但以下 3 个方面的内容是不能缺少的，这就是应具有良好的口腔卫生、健全的口腔功能，以及没有口腔疾病。

那么，怎样自我检查呢？

⑴牙体病的自我检查　①对着镜子看看，前牙牙面上有深入牙齿的黑点，或后牙咬合面的窝沟已变黑，说明可能有龋病。若有黑色的龋损窝洞，说明肯定有龋病。②喝冷、热水，吃酸、甜的食物时有无牙痛，吃东西是否塞牙缝、疼痛。如有则说明可能有龋病。③牙齿上有龋洞，无刺激因素也有牙痛，说明可能已发展到牙髓炎。④牙齿上有龋洞，上下牙不敢碰在一起，咬东西很痛，说明可能牙病已发展到根尖周炎。

⑵牙周病的自我检查　①刷牙时毛刷上有血迹，咬食物时食物上有血迹，说明有牙龈炎；②照镜子看看，如果有牙龈红肿，一碰就出血，说明有牙龈炎；③牙齿有不同程度的松动，牙根暴露或牙龈红肿、溢脓，说明已发展到牙周炎；④有口臭说明可能有牙周炎。轻微的牙龈出血是早期牙龈炎的指征，此时不应停止刷牙，而应采

用软毛保健牙刷正确、认真刷牙，一般都可以使牙龈出血得到控制。如果1周后还有牙龈出血现象，就应及时找口腔医生检查和治疗。

⑶定期检查　定期进行口腔检查，最好每6个月1次；定期对牙齿进行洁治（即洗牙）；清除牙石，每年1次；早期诊断，早期治疗。

2.1.2 什么是口腔健康的三级预防

一级预防　即病因预防，是根本性的、也是最主要的措施。具体实施包括：①控制直接病因，口腔常见疾病的致病因子有两个特点：一病多因，即一种疾病由多个因素引起的，如龋病，故常采用综合性预防措施，搞好口腔卫生，应用氟化物防龋和窝沟封闭等；一因多病，即一种病因可引起多种疾病，如牙菌斑与龋病和牙周病都有密切关系，则控制牙菌斑对预防龋病和牙周病都有一定作用。②控制间接因素，针对发病机制，控制其中的某一环节，达到防病的目的。如致龋的变形链球菌需要利用糖发酵产酸，才能致龋，我们就可以限制糖食或采用糖代用品，减少食物的发酵产酸等。③增强身体抗病能力和增加保护因素，良好的身体素质、合理的营养能增强身体对疾病的抵抗能力。

二级预防　是辅助性预防措施，主要通过定期的口腔检查，及时查出不易被人发现和重视的口腔常见的慢性病，采取无病预防，有病早治，防止病情加重。

三级预防　预防疾病的发展、恶化，保持和恢复器官的功能，减少并发症和后遗症，达到增进健康、延长寿命的目的。

毫无疑问，贯彻三级预防体系的重点应该是一级预防，但就我国目前的实际情况来看，口腔预防实施的重点仍然局限于二级甚至三级预防，可能部分与人们的生活水平和“牙痛不是病”的错误思想观念有关，应予以纠正。

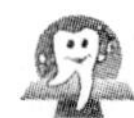

2.2 哪些人易患口腔内科疾病

2.2.1 牙病是否遗传

许多父母认为：孩子牙不好是由于父母亲牙不好遗传导致的。这种说法不完全正确，过分强调了先天因素在牙齿疾病发生中的作用。有些牙病如错合畸形确实和遗传有关，父母牙齿排列不齐，所生子女牙齿也容易出现排列拥挤、紊乱的情况。此外，最近还发现口腔溃疡也有遗传性：如果父母常有口腔溃疡，其子女中有一半以上易患此“病”；父母有一方是患者，其子女的患病率是 1/3；若父母都没有，其子女发生率约 1/5 以下。可见这种病与特殊的遗传性体质有关。另外，一些全身性疾病引起的口腔病变也可能与遗传有关。有些与自身免疫有关的口腔疾病，可能有一定的遗传性，主要由原发病的性质来决定。在龋病、牙周病的发生、发展的过程中，遗传因素所起的作用不是主要的，但遗传在控制与龋病、牙周病发生有关的某些个别因素方面可能起主导作用。换句话来说，这种遗传作用主要表现在牙齿结构的抗龋性上和牙齿的萌出、形态和排列等先天条件上，为这些疾病的发生提供了某种条件，但龋病、牙周病本身是不遗传的，也不传染。牙髓病、根尖周病大多数都是龋病的继发病变，也是不遗传的。

2.2.2 龋病的易感人群是怎样的

所谓易感人群是指不同职业、民族、地域、性别的人群，哪些更容易患龋病。在我国龋病的发生率与我国居民的受教育程度和经济文化水平以及饮食结构有关。根据我国 1982～1984 年对全国的 29 个省、10 个民族、13 万中小学生龋病和牙周病抽样调查的结果来看，恒牙患龋率城市为 40%，农村为 30%；乳牙患龋率城市为 80%，农村为 60%。可见不论是乳牙还是恒牙的患龋率，城市普遍高于农村，这主要与农村和城市的饮食结构、日照量有关。在不同性别上也有微小差异，一般女性多于男性，原因可能是女性牙齿要比男性萌出得早。在不同民族龋病的发病情况也有不同，这主要是生活习惯和生活环境不同引起的。龋病也有地区差异，原因可能是：①不同地区水质不一样，水中氟和其他的微量元素含量不同；②不同地区人们的饮食习惯不同，有的爱吃甜的，有的爱吃酸的；③海拔高度不同，海拔高的地区日照时间长，身体可合成更多的维生素 D，促进身体对钙、磷的吸收，增强牙齿的抗龋能力。

可见，要使自己不得龋病，还需要对龋病的这些发病特点有所了解，知道自己所处的环境、日常的生活习惯有哪些需要注意的地方，不断加强口腔保健意识，更好地进行自我保健。

2.2.3 为什么儿童易患龋病

无论是国内还是国外，农村还是城市，儿童的患龋率都明显高于成人，这是为什么？

这里所说的儿童龋病的范围一般指中小学生，调查发现 6～8 岁和 12～15 岁是龋病高发期，原因在于：

⑴牙齿抗龋力较差　儿童期是处于乳牙和恒牙替换时期，新牙刚长出或长出不久，牙齿硬组织的致密度较低，牙面上有许多微孔，钙化程度也相对较低，抗酸能力较差，易形成龋坏。

⑵饮食习惯和饮食结构不合理　儿童普遍爱吃甜食、糖果、点心等，这有利于口腔中致龋菌的生长、繁殖。许多儿童有偏食习惯，喜欢吃精细食物，不喜欢吃蔬菜，尤其粗纤维蔬菜，不仅不利于颜面部发育，而且使牙齿得不到适当的摩擦和清洁，维生素缺乏，牙齿抗龋力差。农村儿童比城市儿童患龋率低也是这个原因。

⑶不注意口腔卫生　许多家长没有口腔保健意识或口腔保健常识少，认为乳牙反正要换因而重视不够。孩子自己也不知道保护牙

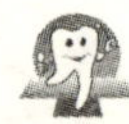

齿的重要性和保健常识，不注意刷牙和漱口，甚至睡觉前喝饮料或加糖的牛奶却不刷牙，导致食物在牙面堆积，形成牙石和菌斑，逐渐引起龋坏。

2.2.4 哪些年龄易发生龋病

任何年龄的人都可能得龋病，但不同年龄的人对龋病的易感性不同。人的一生中有几个龋病高发年龄段，尤其值得我们重视。乳牙 3 岁后患龋率很快上升，6～8 岁达到高峰，也就是说 4～8 岁是乳牙龋病的好发时期，提醒家长要多注意孩子的乳牙保护。另一个高峰是青少年时期，即 12～15 岁，这时乳牙已基本脱落，恒牙大部分萌出，随年龄增长，患龋率呈上升趋势，而且这一时期青少年学习比较紧张，生理、心理因素，生活习惯以及无暇顾及口腔卫生都是引起龋病高发的因素。也需要家长多加注意，提醒孩子注意漱口、刷牙，及时做窝沟封闭，防止龋病的发生。还有一个龋病发病的高峰期是老年人，在 50～65 岁，主要是身体各部分器官发生退行性改变，对环境的适应力下降，加上牙齿、牙周组织本身的退化，抗龋能力下降，牙根暴露，根面龋发生率增高。

2.2.5 为什么要保护好儿童的“六龄牙”

“六龄牙”是特指儿童 6 岁左右萌出的第一恒磨牙，上下左右共 4 颗，均位于第二乳磨牙之后。许多家长往往特别注意和关心孩子新长出的前牙是否整齐、洁白，而忽视儿童在 6 岁前后新萌出的这颗牙。实际上，它是不再替换的恒牙，保护好此牙意义重大，因为：①“六龄牙”牙冠最大，牙尖最多，咀嚼能力最强大，被称为牙列的“中坚力量”；②“六龄牙”是最早萌出的恒牙，而后其他牙齿依次萌出排列，它对保持上下颌咬合关系、维持面部形态都起着至关重要的作用，故被称为“咬合关键”。

然而这么重要的“六龄牙”，却在恒牙中的患龋率最高。原因是：①“六龄牙”在恒牙中萌出最早，在口腔中受致龋环境的影响最早，患龋的机会也最多。②“六龄牙”的咬合面有许多窝沟点隙，矿化程度差，食物容易滞留，而且很难通过儿童自己刷牙来清除，最容易发生龋坏。③牙齿邻接区即两牙相互接触的部位，也是细菌和食物碎屑堆积而不易刷干净的部位。④儿童饮食中糖类食品占的比例较大，这些食物能够促进致龋细菌的滋生、繁殖。⑤儿童往往不能自觉主动地注意口腔卫生，特别易忽视晚上刷牙、饭后漱口等。

“六龄牙”不但患龋率高而且龋的发展很快。这是由于刚萌出的牙齿尚未发育完全，表面钙化不足，耐酸性差。因此，发生在“六龄牙”的早期龋坏很容易向深层发展，导致牙髓炎，根尖周炎等。“六龄牙”因龋坏而发生严重损坏时，牙齿的咬合便失去平衡，形成单侧咀嚼习惯，使面部发育不对称。如果“六龄牙”早期缺失，咀嚼功能受到影响，使牙槽骨高度发育不足而出现牙颌畸形，如牙齿排列不齐等。由此可见，保护好“六龄牙”，重在预防，应定期检查，一旦发现患龋请家长务必引起重视，及时带孩子到口腔专科诊治。

2.2.6 随年纪增大，牙齿自然就会掉吗

通常老年人掉牙齿大多是因为牙周病的缘故。牙周病的破坏是累积性的，事实上许多人牙周病出现都是从年轻时就开始，因而如果能够从小就好好保养，牙齿是可以用一辈子的。牙周病大多数是由牙龈炎发展而来的，青春期也是牙龈炎发生的高峰期。老年人掉牙齿就是因为年轻时不注意口腔卫生，导致牙面上形成牙石、菌斑，刺激牙龈，导致出血、发炎等，往往被认为是“上火”而不予注意。时间长了，破坏也增大了，发展下去成为牙周病，这时治疗起来就很困难，最终的结果是牙齿脱落。所以一定要做定期的检查和保养。只有在日常的衣食住行中注意口腔保健，才能有一口好牙伴你一生，牙齿也不会只因年纪大了就弃你而去！

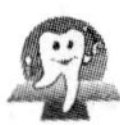

2.2.7 儿童的口腔保健有那些特点

按儿童生长发育过程和普遍特征，可分为以下几个年龄段：①婴儿期：从出生到 1 岁；②幼儿期：1～3 岁，也叫托儿所年龄期；③学龄前期：3～6 岁，也叫幼儿园年龄期；④学龄儿童：6～12 岁；⑤青少年：12～19 岁。

不同时期口腔保健侧重点不同。婴儿期主要强调母乳饮食指导，针对出牙时可能出现的问题，采用相应的预防措施，以有益于未萌出的牙。随着儿童的成长，则应注意已萌的乳牙保健，特别注意预防龋病，做好口腔清洁和饮食指导；乳牙全部长齐后，仍应注意预防龋病，维护好乳牙列完整；学龄前、后期恒牙开始萌出，乳牙患龋率增高，此时要对儿童定期进行口腔检查，有龋病的应及早治疗。这一时期的口腔保健需要父母精心照料和正确引导，并加强督促。

2.2.8 婴幼儿和学龄前儿童的家庭口腔保健

要想有一口好牙，没有比在儿童时进行预防保健更有效更经济的方法。应从婴儿期就注意口腔保健，在牙齿萌出前后，由父母或保育员每天晚上在小指缠上纱布，放入儿童口中擦洗刚萌出牙齿的各个面和牙龈、腭部，清洁口腔。并在进食后给孩子喂温开水或漱口，起到冲洗口腔的作用。随着婴幼儿的长大，应帮助和教会儿童正确刷牙。清洁幼儿牙齿可使用一种硅橡胶制成的指套式牙刷，也可选用软毛小头的尼龙牙刷，以便于使用、容易清洁牙齿和按摩牙龈。2 岁以后儿童趋向于要求自己刷牙，但其手的灵活性较差，需要父母帮助和督促。

常用奶瓶盛含糖的牛奶、果汁等喂小孩，特别是午间或夜间喂养，可使其上前牙发生严重龋坏，成为“奶瓶龋”。若不加以控制可很快损及上前牙全部牙冠，使牙冠折断，破坏美观，还可造成牙颌畸形，影响发育和全身健康。家长要特别注意不要让儿童含奶瓶睡觉，嘱咐孩子不要用含糖饮料，用白开水最佳，以防“奶瓶龋”的发生。

3～6 岁是儿童心理发展极为重要的时期。要培养儿童养成良好的口腔卫生习惯，掌握有效的刷牙方法，父母的示范作用很重要，最好和儿童一起做好餐后漱口和早晚刷牙。6 岁以后的儿童乳牙开始脱落，恒牙逐渐萌出，家长应帮助孩子保护好恒牙。

2.2.9 中小学生的口腔保健

小学生正处于乳、恒牙替换期，也是颌骨和牙弓主要发育成长期，此期口腔保健直接关系到恒牙合的建立，也就是关系到面部形态、咀嚼功能、牙齿排列等方面。中学生既处于易患龋时期，也处于牙龈炎发病高峰期，主要由于菌斑与牙石的局部刺激，牙龈发生炎性肿大，预防和彻底清除牙菌斑和牙石，保持口腔卫生对牙周组织的健康十分重要。

中小学生大部分时间是在学校度过的，尤其是中学生，学习紧张，常容易忽视口腔卫生和保健。而学校又往往疏于进行口腔健康教育，这是口腔保健的薄弱环节。这就需要家长了解有关知识，指导和督促保护好牙齿，切莫因小失大，给孩子造成难以弥补的损失。

这一时期父母要教育孩子树立口腔保健意识，教会他们正确的刷牙方法，提供含氟牙膏，使他们养成早晚刷牙、饭后漱口的良好习惯。饮食上要合理营养，鼓励孩子多吃粗食和水果、蔬菜，少吃特别精细的食物和糖果。如有牙石、菌斑应及早清除。最好对新萌出的恒牙及时做窝沟封闭。如有龋坏，也应及早治疗。

2.2.10 老年人的口腔保健

老年人身体趋于衰老，器官功能退化，对疾病的抵抗力下降。这些会引起老年人口腔组织也发生明显的改变：如咬合面牙釉质磨耗或损坏；牙本质弹性下降，代谢减低，水分减少，脆性增加；牙髓腔钙化变小，牙髓内组织变性、萎缩；牙颈部暴露、磨损；牙槽骨退缩，牙周膜钙化，牙龈萎缩、牙根暴露；唾液腺分泌减少，口腔粘膜干燥，弹性降低。这些都是导致老年人龋病、牙周病发病率上升的因素。但这并不意味着老年人口腔保健没有用，听天由命任其发展。而是了解这一生理变化，调整心态，用乐观、积极的态度加强口腔保健，促进全身健康。

老年人牙齿的根面是龋病最常好发的部位，即根面龋。由于牙龈萎缩，两相邻牙的接触部分由点变成面使接触松弛，从而使牙间隙容易发生食物嵌塞，牙龈乳头萎缩、堆积菌斑，不易清除而导致根面龋的发生，同时伴发牙周病，这是引起老年人牙齿脱落的主要原因。

许多老年人已养成了不正确的刷牙方法，不仅对牙齿达不到清洁作用，而且对牙周也会造成损伤，因而要提醒老年人为了健康，纠正错误的刷牙方法。戴假牙的人对卡环部位的牙面更应重点清洗。根面暴露者要注意牙刷刷毛不要太硬，牙膏用量不宜太多。为了有效地清除牙邻面间隙的菌斑，可配合使用牙间刷、牙线、牙签等口腔卫生辅助用品。戴假牙者，还应该注意假牙的清洁。

2.2.11 孕妇的口腔保健

孕妇患牙病可能影响胎儿健康，根据美国牙周病学会年会报告指出，患有严重牙周病的孕妇发生流产、早产或新生儿体重过轻者，一般为口腔健康良好者的 7 倍。另外，在心理因素方面，许多怀孕妇女因恐惧或一些不正确的观念，常排斥治疗牙齿。其结果反而因牙痛影响进食，造成营养不均衡，间接影响到胎儿发育。

俗语说：“生一个孩子，掉一颗牙”，传统上以为是怀孕造成孕妇钙质流失所造成的，但这是没有科学根据的。实际上，有些是多食导致口腔污染物残留，再加上孕妇可能比平常疏忽了口腔卫生的保健状况，就会产生一些牙齿的疾病。由于怀孕期间的生理变化和自体激素水平的改变，有些可能出现妊娠期牙龈炎，表现为牙龈肿大、出血，甚至有明显的口臭。一般多发生在口腔卫生较差，牙齿上有菌斑、牙石者或原来就有慢性牙龈炎者。有些甚至会出现妊娠性牙龈瘤。

孕妇需要了解正确的口腔保健基本常识和方法，以保持自身健康和促进胎儿生长发育。孕妇应尽早做口腔检查或定期检查，及早清除牙齿上的牙石、菌斑，注意刷牙、漱口以保持口腔卫生，以免影响胎儿发育。若出现妊娠期牙龈炎和牙龈瘤，在怀孕中期可找医生检查、治疗，去除局部牙石和菌斑的刺激，等产后一段时间牙龈炎症一般都会自行消退。怀孕前 3 个月除了急症外，一般不宜进行其他口腔治疗，注意避免 X 线照射。4～6 个月可进行口腔治疗，但药物应用要慎重。

保持良好的口腔卫生是孕期预防口腔疾病最有效的方法。最好每餐后坚持刷牙、漱口，配合牙线及时清除牙齿邻面和间隙内的牙菌斑和嵌塞的食物。注意纠正不良习惯，如张口呼吸、单侧咀嚼、睡前进食，怀孕期间不刷牙等。也可以进行叩齿、牙龈按摩，以促进牙龈血液循环，保持牙龈健康。加强身体素质的锻炼，提高全身抵抗力。

2.2.12 残疾人的口腔保健

残疾人的情况比较复杂，与残疾的性质、程度有关，有些生活基本可以自理，只要重视，口腔疾病是可以避免的。但一部分由于丧失了生活自理能力，需要特殊的口腔保健和常规治疗。残疾人在家庭成员、其他服务人员的照料和护理下，口腔预防保健相对较容易做到，而他们的牙病治疗则要困难得多。因而，残疾人的口腔预防保健更为重要。

残疾人的口腔卫生问题主要还是龋病和牙周病，以及有些残疾

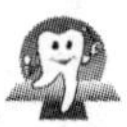

儿童的错合畸形。对缺乏生活自理能力的残疾人，至少应帮助他们每天刷牙或清洁口腔 1 次，有效地去除菌斑，必要时用电动牙刷。有几种方法可帮助残疾人握好牙刷：牙刷柄上栓一条弹力或尼龙带；为限制患者的肩膀活动，可用木条或塑料条加长刷柄；将电动牙刷夹在口能够得着的地方，以便于手、肩均有残疾的人使用。

帮助残疾人能做到每日刷牙、定期洁牙，就是最好的口腔保健。

2.3 哪些因素可导致口腔内科疾病

2.3.1 影响牙齿发育的因素有哪些

影响牙齿生长发育的因素，可归结为遗传因素和环境因素两个方面。

⑴遗传因素　包括种族演化和家族遗传史，前者是指在人类进化过程中，随食物由生到熟，由粗到细，由硬到软的改变过程，人类咀嚼器官也逐渐退化，牙齿变小、变少，常出现小牙畸形或先天缺牙；后者是指某种牙齿形态或错合畸形，可在亲代或子代中重复出现或隔代出现。

⑵环境因素　有先天因素和后天因素之分：①先天因素，主要是孕妇的营养状态和疾病影响了胎儿牙齿的发育。如果母体缺乏蛋白质，缺乏维生素 A、D、C 及矿物质钙、磷、铁等，可直接影响牙齿的发育。母体在妊娠早期，受病毒、某些药物、环境污染、X 线照射等因素作用，均可影响牙齿发育。②后天的环境因素，包括早产、婴幼儿期营养失调，都可影响牙齿发育。儿童牙齿发育期服用四环素类药物，可造成四环素牙。饮水或食物中含氟量过高，可导致氟斑牙。甲状腺功能低下者，造成牙齿萌出迟缓。脑垂体前叶激素分泌不足，则造成牙齿数目减少，以及普遍小牙症。

2.3.2 除牙病外还有哪些病可以引起牙痛

牙痛是最常见的症状，绝大多数是由牙齿本身或牙周组织疾病引起的，但有时牙齿没有病也有牙痛的感觉，这种情况可能与下列因素有关。

⑴上颌窦炎及上颌窦肿瘤　因为这些部位与上颌后牙牙根部相邻，发生病变后可通过眶下神经和上牙槽神经的反射引起牙痛。可出现同侧面颊部和上颌牙的阵发性痛，急性上颌窦炎在上颌牙有剧烈的自发性痛，检查牙齿正常，鼻旁有压痛。上颌窦肿瘤有广泛、持续性疼痛，可呈放射性钝痛或撕裂样痛，侵及牙根可致牙齿松动。

⑵三叉神经痛　疼痛突然发作，如刀割或撕裂样阵发性剧痛，每次发作时间几秒或十几秒，疼痛可放射到一侧面部，疼痛过后一切恢复正常。说话、洗脸、刷牙等刺激均可能引起疼痛发作。

⑶心源性牙痛　心肌梗死发作时一般以剧烈的心前区疼痛为典型症状，但不少老年人心肌梗死发作时症状不明显，而是远离心前区的其他部位，如牙痛、头痛。

⑷急性颌骨骨髓炎、颞颌关节炎、眼病、急性中耳炎、神经官能症等均可引起牙痛。

总之，牙痛并非都是牙齿本身有病，如果发生上述症状时，一定要及早到医院就诊，请医生帮您查个清楚，切莫胡乱吃止痛药。

2.3.3 细菌与口腔疾病

据哈佛大学医学院报告：清洁的口腔，每颗牙齿表面有 1 000～10 万个细菌；而不清洁的口腔，每颗牙齿表面可有 1 亿～ 10 亿个细菌。无数细菌，同其代谢产物、唾液蛋白、脱落细胞等聚积形成菌斑，成为致病的生态环境。这些细菌有些是致病菌，如变形链球菌等能在牙冠上粘附引发龋齿；粘性放线菌能粘附在牙根上引起牙龈炎、根面龋等。有些是非致病菌，如葡萄球菌、大肠杆菌等。还有些是条件致病菌，就是正常情况下不致病，当口腔环境改变后致病，如白色念珠菌等。当然，疾病的产生不是一种细菌造成的，而是以某些细菌为优势菌，和其他细菌以及口腔的环境等多种因素共同作用的结果。在细菌之间、细菌与人体之间形成了动态的生态平衡，一旦这种平衡被打破，常导致口腔疾病的发生。

细菌是口腔疾病发生的“罪魁祸首”。龋病、牙髓炎、根尖周炎、牙周病和部分粘膜病都和口腔细菌的感染密不可分。因为口腔是细菌生长、繁殖的良好环境，进入口腔中的各种食物和唾液为各种细菌提供了丰富的营养，加上口腔中适宜的温度、湿度及各种类型的软硬组织提供的复杂生态环境，适宜于细菌的生长。目前已从口腔中分离到300多种细菌，如此庞大的细菌群大部分是口腔正常菌群。它们生活在牙菌斑、牙石、牙龈沟及龋坏的牙齿中，当我们吃甜食的时候，某些细菌就很活跃，因为它们能利用食物中的糖获得能量，并产生酸性物质，溶解牙齿表面的钙质，从而使坚固的牙齿被逐渐腐蚀、破坏。我们强调要刷牙、漱口，清除牙菌斑，保持口腔清洁就是这个道理。可以这样说：细菌之于牙齿，犹如蚁穴之于千里大堤！牙齿破坏不是一朝一夕的事情，在我们没有觉察中进行，等到感觉疼痛，已经造成了明显的破坏。牙齿是个很特殊的器官，一旦破坏了，就是不可恢复的损伤，靠机体自身不可逆转。补钙对于发育完成的牙齿是没有任何作用的。亡羊补牢的教训是越早治疗越好。

细菌还产生大量的毒素、酶，这些物质犹如细菌破坏牙周组织的工具，破坏牙龈，溶解支持、固定牙齿的牙周膜，进而延伸到牙槽骨，并破坏牙周膜里的血管、神经，引起牙周组织红肿、疼痛甚至脓肿，这样破坏越来越大，就如同房子的地基在不断塌陷，牙齿最终也保不住了。有些粘膜病，如坏死性牙龈炎、也是细菌破坏所致。因而在日常活动中，一方面要加强口腔清洁，另一方面也要注意饮食卫生，防止细菌在口腔内的滋生泛滥。

2.3.4 钙与龋病

就一般认识而言，缺钙可以引起龋病的说法是对的，因为钙化不良的牙齿容易患龋，而缺钙可以影响牙齿的矿化，但这只是一个笼统的概念，并不确切，或者不完全对，因为牙齿的矿化有一定的时间性和条件。一方面，它只在牙齿的发育过程中适用，如在牙齿发育阶段食物中缺钙，将影响其矿化，严重时还可能导致牙釉质发育不全，而在牙齿发育完成以后，即无太大影响。另一方面，也是更重要的一点，应该看到牙齿的钙化是一个复杂的过程，除钙以外，还必须有其他物质的密切配合，主要是磷和维生素 D，这 3 种物质是牙齿正常矿化的基础。

动物实验表明，缺乏钙、磷与维生素 D 的动物患龋都较严重，其中尤以缺磷者最为严重，说明牙齿的矿化并非只是钙的作用，而且也并非简单的增加供给，即可达到增强牙齿矿化的目的。还必须注意到彼此间，首先是钙、磷之间的比例必须适当，才能有利于其吸收利用。如牙齿发育期缺磷，尽管有钙的充分供应，对牙齿的矿化也无济于事，或虽有磷的供给，但在数量上与钙达不到一定的比例，也将影响牙齿的正常矿化与抗龋能力。所以说龋病就是因为缺钙，是不全面的。

但这也并不意味着牙齿萌出后，缺钙就没有一点影响。事实上，人的一生，任何时候都不能缺钙，牙齿也是一样。牙萌出后，牙冠部的钙化基本完成，牙根仍在继续发育，大约在牙萌出的 3～4 年，牙根才发育完成。这一时期，牙齿致密度较低，抗龋能力较差，还在进行着生理性矿化。这种矿化主要发生在牙釉质表层，而且在萌出的第 1 年，牙齿的再矿化速度最快，萌出后 3 年表层才达到最强的硬度。此后牙齿最表层的牙釉质就处于脱矿与再矿化的频繁交替过程中，只不过在健康状态下，再矿化反应与脱矿反应保持平衡罢了。此外，牙齿损伤后，牙髓和根尖周病治疗后，都需要进一步钙化、修复。可见，钙对牙齿十分重要，尤其在孩子牙齿发育阶段，补充钙仍是很有必要的，也有利于骨骼的发育、生长。

2.3.5 氟与龋病

从日常的电视广告和媒体的牙病知识介绍中，大多数的城市居民已有了氟能防龋的概念。但氟为什么能防龋？怎样防龋？是不是所有的人都需要用氟？氟多了有什么危害等等，这些问题却并不是大多数人都知道。

氟是自然界固有的化学物质，在我们日常的环境包括土壤、水源、大气和食物中都含有氟，只是含量多少不同。它是我们的骨骼和牙齿生长发育必需的元素，但也具有危害身体的副作用。短期内大剂量或长期低剂量摄入氟化物，都可能造成急性和慢性胃肠功能紊乱，牙齿和骨骼结构异常等中毒症状。我国的许多地方都受到氟的危害，主要表现是氟牙症（也叫氟斑牙）和氟骨症（也叫地方性氟中毒）。轻者牙面形成不同着色，呈黄色、黄褐色及褐色，重者造成牙釉质发育不全或釉质缺损，影响牙的健康和咀嚼功能。饮水中含氟量在 1.6 毫克/升以上就可出现不同程度的氟骨症表现。氟骨症可影响到全身的骨骼系统，出现头晕、头痛、乏力、恶心、呕吐，重者出现抽搐、呼吸困难等症状，甚至出现骨骼畸形，影响人的生活和劳动能力。此外还可引起身体其他器官损害。

高氟有害于人体健康，同样，低氟也不利于身体健康，饮水中氟浓度过低，则导致龋病的易感性增加，龋病的危害前面已经做了较为详细的介绍。在国外有相当多地区采取在饮水、食品中加氟的方法来防龋。在国内广东的东莞等地也通过氟化水源来防龋，取得了较好的效果。

当口腔中的酸度在 pH 值 5.5 以下时，牙齿的釉质便会逐渐溶解，导致矿物质流失。但是如果酸度被唾液冲淡之后，pH 值回升，被溶解的牙齿表面会开始摄取唾液中的钙和磷重新回到牙釉质中，称为再矿化。氟的存在，可以促进再矿化的产生，并减缓龋齿的进行，甚至还能使初期尚未形成窝洞的龋齿，恢复原来的健康面貌。此外，低浓度的氟能抑制细菌产生酸的能力；中浓度的氟能抑制细菌的生长和新陈代谢；高浓度的氟则有杀菌作用。另一方面，氟还能和牙釉质结合，形成比原来牙釉质更为坚固、耐酸的化合物，使细菌产生的酸或饮食中的酸性物质不容易溶解牙釉质，从而达到防龋的目的。

由上可见，并不是所有的人都需要用含氟牙膏或吃氟化食品来防龋。高氟地区（指氟含量>1.2 毫克/升）的饮水还应该降低氟含量，也无需加氟防龋，但口腔清洁仍必不可少。低氟地区（指氟含量<0.2 毫克/升）如果有条件，可以通过氟化水源来防龋。目前，以人工在自来水中加氟到 1 毫克/升，可减少 65%龋病发生率。也可自己用一些含氟制剂如牙膏、漱口水，或在医生的指导下通过口服氟片等方法防龋。

2.3.6 糖与龋病

牙齿最初的、最主要的病变是龋齿。而糖在龋病的发生发展中起关键性的作用。这听起来真让人难以相信，有人肯定要问：我们每天都要吃大量的糖类食物来供给人体约 3/4 的能量，难道为了防龋就不吃糖了？当然不是！食糖的量、糖的种类、含糖食品的物理形式、给糖的方式和时间都与糖的致龋能力大小有关，了解了糖在龋病发生中的作用和糖对致龋力的影响因素，我们就有办法在对身体无丝毫影响的情况下，将糖致龋作用降到最低限度。

糖是怎样引起龋病的呢？糖致龋的主要“罪过”在于它被口腔细菌所利用，特别是最善于利用糖又能耐酸的变形链球菌。糖被细菌利用后代谢产酸，酸长期堆积在菌斑内，造成牙齿脱钙，形成龋洞，这就是糖致龋的主要过程。糖还被细菌利用，产生粘性很强的、不溶解于水的物质，为细菌在牙面粘附提供条件，并在菌斑中被储存起来，为细菌的代谢提供能量。由此看来，糖致龋完全是被利用

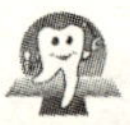

的结果，只要我们吃完饭就刷牙、漱口，不让糖在牙齿上残留，糖对人体只会有“功”，不会有“过”。究其责任，完全在于我们刷牙是否认真、彻底。

研究发现，吃糖量越多，龋齿数也越多；糖的种类不同，致龋能力也有差异。糖的致龋力排序情况是：蔗糖＞葡萄糖＞麦芽糖。可见蔗糖是龋病发生的“祸根”，蔗糖多存在于甘蔗、甜菜、水果等天然食物中，人工食品如点心、蛋糕等蔗糖含量也较高。我们日常的糖类主食如小麦、大米、玉米、燕麦、土豆、大豆等食物则主要含大分子糖——淀粉，致龋力较弱且易形成团块被我们吞咽到消化道，因而不易致龋，所以吃主食为身体提供能量对龋病并无很大影响。在国外，人们采用木糖醇作为糖代用品，它具有抗菌防龋作用，而且甜度又好，是一种可行的好办法。

此外，液体的糖进入口腔很快被吞咽或被唾液稀释，不易在口腔中停留，也不利于牙菌斑对糖的利用，所以致龋力弱。固体、半固体的糖如奶糖，能较长时间粘在牙齿表面，使细菌有充足的时间利用它来产酸，因而致龋性强。

糖只有接触到牙齿才能致龋，而且持续吃糖比间断吃糖对龋病的发生影响更大。在日本已经提倡周末吃糖日，即集中在周末一天内吃糖，吃完糖清洁牙齿，而平时不吃糖。这样可以满足孩子和许多成人喜欢吃糖的愿望，又可以减少龋病的发生。

2.3.7 维护口腔健康，唾液功不可没

有一篇名为“唾液有奇效”的报道，相信各位看了后定会对唾液的作用有新的认识。一是唾液不仅能预防疾病，还能美容固齿、延年益寿。据研究，唾液中的物质同软组织、软骨、骨的发育所需的营养有关。唾液分泌障碍会引起皮肤萎缩、色素沉着、脱发等病变。进食可促使唾液分泌，从而改善皮肤、骨的功能，达到延年益寿的目的。二是有杀菌作用。唾液中的溶菌酶有极强的抑菌作用，

大部分细菌遇到唾液后很快就失去活性而死亡。三是可促进伤口愈合。唾液中的激素和生长因子能促进细胞的生长和分裂，加速蛋白质的合成，能显著缩短伤口愈合时间，减轻伤口的疼痛。四是可用于诊断疾病。唾液的成分与血浆类似，其成分的变化与某些疾病有关，所以通过检查唾液可诊断某些疾病。如：肾功能不全者，其唾液中尿素含量增加；高血压患者的唾液中钠离子浓度升高，酸性增加；肠道蛔虫病患者唾液中二氧化碳浓度升高，酸性增加等。五是监护药物用量。唾液是监护药物用量的一面镜子。服用后，在一定时间内取唾液化验分析，便可知药物在血液中的浓度。六是鉴别胎儿性别。母腹中5～7个月的胎儿由于性别不同，可从胎盘里分泌出不同的激素。检查孕妇的唾液可发现两种不同的激素，从而可判断胎儿的性别。

健康成人每日分泌唾液的量大约在1 000毫升左右，唾液的组成复杂，成分种类达100多种，人体所需的几乎所有无机物、有机物都可以在唾液中“寻得芳踪”，而且有些成分还和其在血清中含量有一定的关系。此外，唾液中还含有许多自己独有的成分，对口腔健康起着“防御卫士”的作用。

可见，如果唾液分泌量减少了，或成分发生改变，就起不到上述作用，导致龋病、牙周病和粘膜病的发生。老年人和一些全身性疾病引起的生理性或病理性的唾液分泌减少，失去了“防御卫士”的保护，不仅龋病的发生率会明显增加，牙周病和粘膜病的发病机会也大大增加，这也是老年人常发生多种口腔疾病的原因之一。

2.3.8 口干是怎么回事

前面已经说明了唾液在维护口腔健康中的作用，唾液分泌少了出现口干，可引发许多口腔疾病，使人感到不适。它或长久或暂时地困扰过许多人，尤其是老年人，严重时可致使舌体转动困难而影响语言交流和进食。但口干的原因往往不止是口腔有病，那么到底

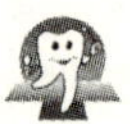

有哪些因素可引起口干呢？

生理性口干　多见于饮水过少，进食过咸食物及大量干性食物，剧烈运动及大量出汗后，神经功能紊乱等。更年期，紧张、焦虑等精神因素也可引起口干。正常老年人因口腔粘膜内腺体萎缩，唾液分泌减少而可能出现不同程度的口干。

病理性口干　见于感冒后，大量呕吐、腹泻及高热后。机体缺乏维生素 B_2 时，也会引起口干，同时还会有口角溃疡、咽干、舌体溃疡。鼻炎、鼻窦炎、鼻中隔歪曲患者常因鼻腔通气不良，张口呼吸致使口腔内水分蒸发而出现口干。哮喘患者因呼吸加快加深，从呼吸道蒸发水分过多而口干。各种原因的睡眠呼吸障碍患者，因为夜间张口呼吸而在清晨起床后口干。糖尿病口干是大家最熟悉的，患者可因血糖升高引起血浆渗透压增高、多尿而出现口干。某些垂体瘤可引起口干。最严重的口干见于口、眼干燥综合征患者，因为免疫反应破坏了腮腺，口腔内唾液腺、泪腺及鼻腔粘膜内腺体而引起患者难以忍受的口干、眼干、鼻腔干燥，严重时转舌及闭眼都很困难。

为了缓解口干不适，人们经常不停地饮水。这对于饮水过少或失水过多者可起到缓解作用，而对于各种疾病引起的口干却难以奏效。相反，常因饮水过多而增加肾脏负担，对于老年人及肾功能欠佳者更是不妥。因此提醒大家口干不能短时间内缓解时，应到医院做全面检查。

2.3.9 维生素和口腔内科疾病

维生素是维持人体所必需的一类低分子有机化合物，这类物质多不能由体内合成或合成量很低，必须从食物中获取。维生素的种类多，化学结构不一，主要作用是调节机体的物质代谢，如果我们体内不能有效地获得足量维生素，则可能引起身体的发育、代谢障碍。在口腔则可能降低牙齿的抗龋力，也会导致牙周病和口腔粘膜病。

维生素 A 可能不少人知道它和夜盲症以及脚气病有关，殊不知缺乏维生素 A 还会影响牙齿的发育，出现牙釉质发育不全，降低牙齿的抗龋力。而且维生素 A 还有预防牙周病的作用。在鱼肝油、胡萝卜、叶类蔬菜、蛋、奶等食物中含量最多。

维生素 B_2 又叫核黄素，它和多种口腔损害有关。①口角炎：口角湿白、糜烂及裂开。②唇炎：多见于下唇略肿、脱屑并伴色素沉着。③舌炎：舌中部出现红斑，边缘清楚，舌尖部蕈状乳头和后部的轮廓乳头肥大，引起舌肿胀，呈青紫色，并可出现裂纹称裂纹舌。若长期缺乏可引起舌中部萎缩，使舌乳头消失和舌裂隙加深。还可出现地图舌，即游走性舌炎。就是在舌背、舌尖出现单个或多个圆形或椭圆形红斑，形态和位置多变的一种病变。核黄素最佳来源为乳类、豆类、肝、蛋、叶类蔬菜等。

维生素 C 也称抗坏血酸，是一种水溶性维生素，人体内不能合成，只能从食物中摄取。它大量存在于天然食物中，如蔬菜、水果及动物类食物的肝、肾中。它的主要生理作用是参与体内的氧化还原反应。维生素 C 缺乏，牙齿不能形成正常的牙本质，牙釉质发育迟缓或停止，降低牙齿的抗龋能力。维生素 C 缺乏还可引起牙龈损害，使牙龈增生、肥大，牙龈乳头呈瘤样团块状，甚至在某些区域覆盖牙冠。牙龈颜色由粉红色变为深紫红色，可自发出血，也有的人在刷牙或咀嚼食物时受到刺激而出血，如果病情加重还可侵害牙周组织，甚至牙齿松动。

维生素 D 许多人都知道维生素 D 有抗佝偻病作用，也有给小孩多晒太阳，补充鱼肝油、蛋黄来防佝偻病的常识。的确如此，维生素 D 能调节钙、磷的吸收和利用，并能维持其平衡。所以它对牙齿发育也有重要影响，可使牙齿钙化障碍，增加牙齿对龋病的敏感性。若缺乏，除了引起小儿佝偻病和成人骨质疏松症外，往往出现儿童牙釉质发育不全。因此，在儿童牙齿发育时期，不断补充维生素 D 可提高牙齿的抗龋能力。但需注意，维生素 D 摄入过多也不好，可

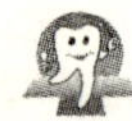

以引起血钙过高、虚弱、体重减轻和其他症状。

一般正常人的饮食不会出现维生素缺乏症，在身体有病或儿童成长过速、妊娠期需要量增加，或者身体吸收不良时，才有可能出现维生素缺乏。由此可见，合理营养对维持口腔健康，防止口腔疾病的发生是十分重要的。

2.3.10 烟酒与口腔内科疾病

吸烟对人体的危害众所周知。不过，您也许不知道，吸烟还是患牙周炎、龋病、口腔粘膜白斑等口腔疾患的危险因素之一。

首先，吸烟时烟雾要通过口腔吸入肺内。烟雾中除了尼古丁之外，还含有氮苯化合物、氨、二氧化碳、一氧化碳、有机酸、酮和醛等。另外，烟草燃烧还可产生焦油。所有这些产物对口腔粘膜都会产生不同程度的刺激，还可促使牙菌斑和牙石的堆积，造成牙龈红肿、牙周袋形成、牙齿松动等。所以，吸烟者中慢性龈炎、急性坏死性龈炎、牙周炎的患病率及严重程度都比非吸烟者要高。其次，吸烟会抑制中性粒细胞的趋化功能和吞噬功能，使唾液中的免疫球蛋白显著减少，局部抵抗力大大降低，导致牙周病的发生，并加重牙周组织的病变。再者，吸烟会抑制人的免疫系统，妨碍了人体对抗感染的能力。此外，吸烟也会减少流到牙龈的血流，降低维持牙龈健康所需的氧和营养素。

因此说，吸烟是牙周炎的危险因素。吸烟时间越长，吸烟量越大，危害也就越重。现在每天抽烟超过一包半的人，得牙周组织炎的几率是未吸烟者的 6 倍。每天抽不到半包的人，其几率是未吸烟者的 3 倍。

烟酒不仅与牙周病有关，也大大增加了龋病的发生率。烟草中的焦油能牢固地粘在牙面上，吸附大量的致病菌和食物残渣，促使牙菌斑和牙石的堆积，使细菌代谢所产生的酸不能被唾液稀释，增加了细菌的致龋力。

许多口腔粘膜病也都与吸烟有关，如复发性口疮、口腔白斑、扁平苔藓等。吸烟是这些疾病发生的重要刺激因素。由于吸烟引起的白斑又称为“烟斑”或“尼古丁斑”，可发生在口腔粘膜的任何部位，但最常见的是在腭部或唇红部，呈白色斑纹状或斑片状。

2.3.11 口腔异味是何故

健康人口中没什么特殊气味，也没什么不舒服的感觉。如果口中出现异常感觉或气味，像口苦、口酸、口臭等等，这往往是身体有病的反应。除口腔和鼻腔局部疾病以外，全身性疾病也常反映在口味上。

口酸　多为肝胆之湿热犯脾胃所致，常伴有胸闷肋痛，多见于胃炎和消化性溃疡的患者，与胃酸过多密切相关。

口甜　中医认为“脾热口甘”。现代医学研究证实，消化功能紊乱可以引起各种消化酶的分泌异常，尤其是唾液中的淀粉酶含量增加，刺激舌粘膜上的味蕾而感觉口甜。临床上糖尿患者由于血糖增高，所以觉得口中发甜。

口苦　肝胆蓄热，胆气熏蒸所致。多见于急性炎症的患者，尤以肝胆病者为甚。中医认为口苦多属于肝胆热证。医学专家发现，癌症患者丧失了对甜味食物的味觉，但对食物的发苦感觉却与日俱增，这与患者舌部血液循环阻碍和唾液内成分改变有关。

口辣　口辣是咸味、热觉与痛觉的综合感觉。多为肺热或胃火上升所致，有时咳嗽，舌苔薄黄。高血压、神经官能症、更年期综合征、长期低热的患者常有口辣的感觉。自觉口辣的患者舌温可能偏高，舌粘膜对咸味与痛觉都特别敏感。

口咸　慢性咽喉炎、口腔溃疡、慢性肾炎、肾功能损害的患者常会感到口咸。中医认为“咸为肾味”。此症常见于肾阴不足者。

口淡　多见于脾胃虚寒或病后脾虚，兼有食欲不振、四肢乏力、胸脘胀满，舌淡苔白。现代医学认为是消化系统和内分泌系统疾病、

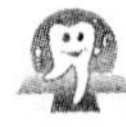

营养不良、维生素与微量元素锌的缺乏、蛋白质及热量不足所造成的疾病。不过，老年人因味蕾退化也会产生口淡无味的感觉。

口香　多见于糖尿病的重症患者，胰腺的胰岛素分泌功能受阻碍，药物又控制不住人体血糖的升高，造成肌体酮体蓄积，常致肝昏迷，致使唾液内糖量升高，似觉口中有清香的甜味。

口臭　一般人认为，口臭是由于口腔卫生差引起的，牙石、牙菌斑等中的食物残屑腐烂，受细菌感染，因而发出难闻气味。但也不尽然，有些人为了消除口臭，洁了牙，每天增加刷牙次数，嚼食口香糖、用漱口药水漱口等，还是没解决问题，这时就要考虑其他各种急慢性疾病了。如饮食过饱或油腻食物引起消化不良、肠胃不适、便秘、胃痛、烦躁等症状，急慢性胃炎、十二指肠溃疡、肝炎、肺结核、糖尿病、癌症、接受化疗者亦会产生口臭。此外，鼻咽部和鼻腔内如有炎症，如鼻窦炎，或有脓性分泌物流出时，也会引起口臭。呼吸道和消化系统某些疾病，如支气管炎、消化性溃疡、肝胆毛病，也会导致口臭。若口臭带有尿味，则显示情况十分严重，多是肾脏有病变，以致未能排出尿中毒素，必须及时进行医治。

2.3.12 药物引起的口腔内科疾病

药物是用来治病的，但药物使用不当或过量，也可引发许多口腔疾病。最常见的是四环素牙，是由于在幼儿期或母亲妊娠期与哺乳期，大剂量或长时间服用了四环素类药物引起的牙齿色泽和结构异常。

另一种是苯妥英钠等抗癫痫病的药物，可引起牙龈增生，严重者还可使增生的牙龈覆盖整个牙冠，影响进食、美观，所以出现这种情况要停药或换另一种药。

有一种称之为鹅口疮的真菌感染性疾病，也是由于长期或大量使用抗生素引起的。这种情况常见于婴幼儿和患有慢性消耗性疾病的患者，如白血病、营养不良、内分泌紊乱、肿瘤化疗以后等。因为广谱抗生素破坏了口腔内各种细菌之间的动态平衡，使具有对抗真菌作用的某些口腔细菌受到抑制或数目减少，有利于真菌生长，使正常存在于健康人口腔中的白色念珠菌大量繁殖，毒力增强，出现抗生素性口炎或称为念珠菌性口炎，表现为舌背上舌乳头萎缩，似上皮剥脱。周围舌苔增厚，境界清楚伴疼痛，萎缩区也可有假膜或假膜残屑覆盖。也可发生于两颊、上腭和口角等部位，患者常首先有味觉异常或味觉丧失，口腔干燥，粘膜灼痛。

另外，服用磺胺类、阿司匹林等药物过敏，可出现药物性口炎，表现为口腔粘膜上出现多个水疱和糜烂面。服用阿托品、镇静剂、利尿剂等药物可引起口干、继发性龋病、牙周病、粘膜病等。服用皮质类固醇类药物可诱发带状疱疹感染、毛舌等。许多化疗药物可引起牙龈出血、口干、口腔溃疡等病。

2.3.13 哪些原因可引起磨牙症

有些人在夜间熟睡时口中常发出像吃硬蚕豆般的响声，这就是磨牙症。夜间磨牙的医学概念是指人在夜间入睡后咀嚼肌发生强力、持续性的非功能性收缩，使牙齿不停地磨动的一种疾病。好发于青少年，且女性多于男性。经常夜间磨牙不仅磨损牙齿，而且会导致颞下颌关节紊乱综合征等疾病，应引起人们的高度重视。

磨牙症的发病原因很复杂，目前认为首要的是精神因素，尤其是青少年磨牙症。此外，还可能与情绪性、牙源性、系统性、职业性、自发性等多种因素有关。

(1)精神心理因素　精神紧张能使闭颌肌张力增加，尤其是焦虑者，试图通过磨牙的方式来缓解内心的忧郁感，这类患者牙接触时间长，而且次数频繁。口腔是有强烈情感性的器官，有些人选择磨牙的口腔习惯，以满足受到阻挠的意欲和愿望。另外心理受挫折也可引起紧咬牙和磨牙。

(2)中枢系统控制失调　磨牙症是一种不自主的动作，是失去高

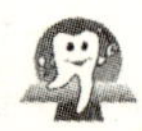

级中枢调节控制的一种反应。人在入睡后，由于大脑皮质活动受到控制，下意识的闭颌反射增加，肌肉张力和收缩的节律性均发生明显改变，出现紧咬牙和磨牙的活动；苏醒后，磨牙症得到控制。

(3)咬合因素　磨牙症与咬合因素有密切关系，咬合升高，或有咬合干扰时，就会不自主地磨牙以消除高点，临床上通过牙合恢复、正畸、调合等方法去除咬合干扰后能消除或减轻磨牙症。另外咬合的类型、牙齿的位置、牙齿的松动、下颌运动型、牙型和修复等，在磨牙症的发病中也起重要作用。

(4)其他因素　除上述因素外，还有遗传因素、营养缺乏、维生素和钙缺乏、胃肠功能紊乱、血压改变、睡眠姿势等均与磨牙症的发生有相关性。睡眠中侧卧位和腹卧位睡眠姿势容易产生磨牙症。这些姿势使下颌受压不均匀，关节位置改变，牙齿形成干扰接触致颌肌张力增加，表现出咬牙或磨牙。肠道寄生虫会分泌一些有害物质，影响自律神经。日间我们意识较强，可以控制行为举止，但入睡后，则会不自觉地磨牙。

另外尿酸增多症、甲亢、过敏、膀胱应激症、内分泌紊乱等也可能与磨牙症有关系。

2.3.14 精神因素与口疮

口腔溃疡就是俗称的“口疮”，很多人都曾体验过：疼痛，吃东西时加重，表现为大小不一的黄白色凹陷。往往要受1～2个星期的煎熬才能好。口腔溃疡是口腔粘膜最容易罹患的疾病，其发病率在口腔疾病中仅次于龋齿和牙周病，占第三位。

大家都知道口腔溃疡与维生素B、维生素C、铁质和叶酸缺乏有关，但在目前饮食极大丰富的生活状态下，这些已经不再是主要原因。有的女性每个月固定发生，这通常与生理周期有关。

许多研究也证实，焦虑、紧张和压力过大易引发溃疡。由于精神压力等因素可影响免疫功能，从而产生了自体免疫性病变，出现溃疡。

口腔溃疡虽然算不上什么大病，但确实令人很痛苦。所以，除了要多吃蔬菜、水果外，还要把自己的生活节奏调节好，减轻紧张、焦虑的情绪，以减少口腔溃疡的诱因。

2.2.15 免疫因素与口腔内科疾病

从总体来讲，任何疾病的发生都是由于人体的防御体系出现了“故障”，或者是外来的致病因素超过了人体的防御系统而发生的。也就是说，各种疾病或多或少与人体的免疫功能有关。但引起不同疾病的免疫途径和成分是不同的。

免疫学研究发现，龋病的发生与唾液中免疫球蛋白 IgA 有关，无龋患者唾液中的 IgA 水平明显高于龋病患者，而与血清中 IgA 含量关系却不大。有免疫缺陷的人很容易受链球菌感染而发生龋病。

牙周病和牙髓病、根尖周病也都与免疫有关。当口腔细菌进入人体后，可被我们体内的免疫系统识别并消灭，在消灭细菌维护身体健康的过程中，免疫系统要调动全身或受害部位产生大量杀灭细菌的物质，这些物质在杀伤细菌的同时也使自身受到损伤，有时细菌毒性很强，破坏作用很大，这种表现在身体局部就是发炎。可见免疫系统对我们身体是何等重要！如果身体本身免疫能力很低或发生异常，就不能抵挡口腔内病菌的破坏，引起疾病。如青少年牙周炎，就是患者免疫功能出现障碍，不能消灭细菌及其毒素而产生的疾病。患有免疫缺陷性疾病（艾滋病）的患者一般都有局限性牙周炎并很快形成严重骨缺损。

同样，许多粘膜病也都与人体的免疫功能有很大关系。如复发性口疮，患者往往由于劳累、营养不良、精神不好导致全身免疫功能下降而发生疾病。有些则是免疫功能异常，将自身正常的组织误认为是异常的而加以破坏，这种破坏产生的疾病叫做自身免疫性疾病，如扁平苔藓、慢性红斑狼疮、天疱疮等。

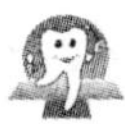

2.3.16 内分泌及其他因素与口腔疾病

对于内分泌许多人并不陌生，例如你最近出现心情烦躁、易怒、失眠、健忘、乏力等症，可能有人会告诉你，大概内分泌失调了，提醒你到医院挂内分泌科看看。不仅是甲亢、糖尿病与内分泌有关，不少口腔疾病的发生也和内分泌有关。

甲状腺的功能是否正常对牙齿的生长、发育和矿化有重要影响。甲状腺功能与钙的代谢密切相关，功能低下造成牙齿钙化不良，易于患龋。妊娠期牙龈炎，与局部牙石、菌斑刺激和雌激素分泌过多有关。未控制的糖尿病患者呼吸时口腔有甜臭味并伴烧灼干燥感，粘膜可见弥散性红斑，称为糖尿病性口炎，常可出现严重的牙周炎和牙周脓肿，牙齿松动度增加，牙槽骨吸收和牙龈退缩，常使牙周常规治疗失败，故又称为糖尿病型牙周炎。

病毒也与口腔疾病的发生有关，如疱疹性口炎、唇疱疹、面部带状疱疹与人类Ⅰ、Ⅱ型疱疹病毒感染有关。口疮也与EB病毒感染有关。艾滋病所致的一组口腔病变如：口腔念珠菌病、毛状白斑、口腔疱疹、牙龈炎和龈口炎、卡波西肉瘤等都与感染艾滋病病毒有关。

2.4 如何用现代手段早期发现和预防口腔疾病

2.4.1 国人牙病知多少

1983 年全国牙病调查统计表明，我国患龋齿和牙周病等口腔疾病的人数为 7 亿多，牙病发病率达 50%以上，儿童牙病发病率达 75%以上。

最近全国牙病防治组公布了历时 4 年完成的第二次全国口腔健

康流行病学调查结果：①全国人口恒牙患龋率达50%，与1983年调查相比，大多数省份龋齿患病水平呈上升趋势。②我国人口拥有龋齿总数为20多亿个，而且这些龋齿90%没有得到过治疗。③牙周疾病已成为危害我国人口口腔健康的首要问题。如12岁年龄组的学生中已有38%患有牙龈炎，牙结石检出率为52%。④35～44岁中年人的牙结石检出率高达94%。由此可见，牙病患病率已达到骇人听闻的地步。

此外，牙病专家们还发现，当今社会，“十个孩子，九个牙歪”。据一家口腔医院正畸科主任介绍，90%的儿童牙齿长得参差不齐，其中影响功能的达60%以上，也就是说，牙齿必须正畸的儿童就有6成多。可见，口腔疾病预防的形势是十分严峻和迫切的。

2.4.2 窝沟封闭防龋

龋病的预防是世界关注的话题，更是口腔疾病防治的重点。牙齿的许多疾病都是由龋病发展而来，所以，牙病的预防也是从龋病的预防着手，从儿童开始。窝沟封闭是儿童龋病预防的一个重要内容。

窝沟封闭是指不去除牙齿咬合面的牙体组织，在其上涂布一层粘接性树脂，以保护乳牙和新生恒牙的牙釉质不受细菌及其代谢产物侵蚀，达到预防龋病的一种有效办法。

为什么要进行窝沟封闭呢？这是根据儿童龋病发病情况的调查结果，采取的针对性措施。国内有人对上海1.5万名儿童的乳牙患龋情况调查，发现3～7岁乳牙患龋率最高，在这些患龋牙中，发生在乳牙咬合面者占绝大多数。另一份调查结果表明，恒牙列中，下颌第一恒磨牙患龋率最高，好发牙面则以咬合面的窝沟处最高。美国对全国龋病调查结果显示，5～17岁84%的龋患涉及牙齿咬合面的点隙窝沟。另一份调查结果也说明咬合面龋的发病率是光滑面的8倍。可见，采用窝沟封闭防止咬合面龋的发生，是龋病预防的重要措施。

那么，什么时间进行窝沟封闭比较恰当呢？一般认为乳磨牙的封闭以 3～4 岁为宜，六龄牙的封闭以 6～7 岁为佳，前磨牙和第二恒磨牙封闭以 12～13 岁为宜，也就是在乳牙长齐后，孩子基本能配合为度，恒牙在牙齿完全长出后即可。

封闭剂通常是由合成的高分子有机树脂系列组成，有光固化和自凝固化两种。自凝型不需要特殊设备，花费较小，在学校等大范围应用的较多。封闭完成后需定期检查是否有脱落或龋病发生。必要时可再次封闭。

根据我国临床报道，窝沟封闭的 5 年保存率仅为 30%左右。国外的情况也是如此，这说明窝沟封闭的有效时间有限，不可因为做了窝沟封闭，就指望着牙齿不龋坏或忽视口腔清洁。

2.4.3 牙病防治话洁牙

前面已经介绍了龋病、牙髓病、根尖周病和牙周病的病因和危害，其实这些疾病究其病因，可以归结到一点，那就是牙石、菌斑，而消除的主要方法是洁牙。洁牙也就是现在大家所说的“洗牙”，是牙周病的基础治疗方法。去除牙龈以上牙结石和菌斑以及色素垢的称龈上洁治，去除牙龈以下牙结石和菌斑的称龈下刮治。

我国的牙周病发病率很高，但到目前为止，牙周病的治疗还属于国际性难题，故惟有从预防入手。定期洗牙则是最有效的防治方法。在国外，人们每 6 个月一定会到自己的保健牙医那儿去洁牙，这已成为一种习惯。而眼下国人的洁牙意识还很薄弱，不少人认为每天认真刷牙，就不用洁牙了，这是不对的。因为牙齿在彻底清刷后 24 小时就会有新的菌斑形成，而每天吃各种食物时，牙齿表面总会留下一些这样或那样的痕迹，这些痕迹很细微，起初几乎肉眼都看不出，所以被多数人忽略了。而刷牙时，这些痕迹又很难清除干净。久而久之慢慢形成了牙石、色素等顽固的牙垢。可引起牙龈炎、牙周炎、出血、口臭，最终引起牙齿松动，甚至脱落。因此，成年人如果没有洁过牙，应尽早到医院洁治，而且最好半年做一次。

洁牙，不但可以保持口腔卫生，使牙齿洁白光亮，使人感到轻爽舒适，同时也是减少和治疗许多牙齿疾病的重要措施之一。

另外，关于洁牙有几个误区需要消除。

其一，洁牙是一项专业性很强的技术工作，要经过严格的培训才能胜任。医务人员如果要采用手工器械洁牙，一般需要 1～2 小时甚至更长。要是采用超声波洁牙机洁牙，也需要 1 个多小时，而在有些不正规的牙科诊所或美容院里，一般 10～20 分钟便可完成一个患者，显然这是极不正规而又极不科学的。这是因为：①他们只清除看得见的牙石，而留下了致病作用极强的深层牙石，达不到防治牙周病的目的；②损坏牙龈，由于不懂或动作粗暴，常常会碰伤牙龈；即使是在清除牙垢之后，对暴露的牙根部不能或不会及时处理，不仅使患者痛苦不堪：如牙过敏、牙疼或吃东西不敢用力等，而且还会加重牙周病的病情；③极易造成交叉感染，一些不正规的洁牙场所，往往消毒设施也不完备，牙齿器械又直接进入口腔，甚至会碰破口腔粘膜，造成牙龈出血等。这往往正是某些疾病，如乙肝甚至是艾滋病传染的良好途径，给人带来极大痛苦。正规医院所备的一次性“洁治”盘，使用物品等均按国家标准消毒处理，使用起来很安全。洁牙和洗个澡、洗次脚不一样。所以，洗牙一定要到正规医院找经过严格培训的医务人员进行操作，以免悔恨终生。

其二，洁牙有益于口腔健康，但不是人人随时都能洁牙。首先，洁牙一般都有出血，所以患有出血性疾病的人，如血小板减少症患者、白血病患者等，必须慎重选择洁牙时间，待全身症状稳定后，在医院内由经验丰富的专业医务人员为其洁牙。患有某些传染病的患者，如急性肝炎活动期、结核病患者等，也应等疾病稳定后，才可到医院进行洁牙。这一方面是因为你自己的病情，另外也应避免传染给他人。

其三，洁牙一般不会有剧烈疼痛感，但有个别患者可能会觉得牙齿比较敏感，这是正常现象。这种情况的发生是由于牙石好像大

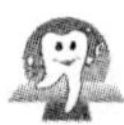

棉袄，一旦脱去牙齿暴露在“久违”的环境里，就在会短时间内产生种种异样的感觉。如果发现牙缝大了，牙松动了，说明本身就有牙周病，牙龈萎缩了，去除牙石后给人以牙缝增宽的错觉。这不是治疗造成的，而是牙周病本身的原因。如不及时除去牙石，牙龈会进一步萎缩，反而会导致牙齿松动。

最后要记住单靠洁牙来预防牙周病是片面的，它不能代替每天认真、正确的刷牙和漱口。

2.4.4 氟化物防龋种种

前面已经述及氟能防龋，那么通过什么途径预防效果好而又不引发氟中毒呢？

一般有有两条途径，一是全身用氟，二是局部用氟，应根据所在地区的水质情况和龋病流行情况以及社区条件而定。

氟化水源是最常用的较为有效的全身防龋途径，尤其对低氟的龋病高发地区，可以起到大面积防龋作用。1942 年美国对饮水氟浓度、患龋率和氟牙症关系进行了研究，找到了饮水氟化物防龋的适宜而安全的浓度为 1。我国饮水氟一般定为 0.7～1 毫克/升为适宜浓度。并在广东的东莞地区首先实行了氟化水源防龋措施，经 7 年用氟情况调查，使 15 岁组龋齿发生率下降 40%，大大降低了这个地区的患龋率。

氟化水源指将低氟地区供水的氟浓度向上调至适宜浓度。它适用于龋病高发区，饮水氟 0.4 毫克/升以下，同时氟牙症指数 0.2 以下的地区。要求水厂要有严格的管理和检测系统，能确保饮水氟浓度达到标准范围。氟化水源防龋的效果与饮用氟化水的时间、年龄、乳恒牙等因素有关，饮用时间越长、年龄越小越好，且恒牙效果优于乳牙，一般防龋效果可达 50%～60%。是一种安全、有效、经济、可行的防龋措施。

食盐氟化，就是在没有实现氟化自来水的低氟区，用喷雾法在食盐中加入氟化物，一般达到90～350 毫克/升，成本低，效果较好。

口服氟片，是对无法实现上述加氟的低氟地区，口服氟化物制成的片剂。由儿科或口腔科医生在了解当地氟含量的前提下开处方服用。但需要严格控制剂量以免造成急性氟中毒。

全身用氟目前在我国应用还不多，局部用氟成为重要的防龋途径。新萌出的牙齿局部用氟效果优于萌出已久的牙。

含氟牙膏，这是目前我国较为普及的自我防龋方法。牙膏的氟浓度一般都以 1 000 毫克/升为标准。但需要注意的是，学龄前儿童吞咽功能发育未完善，刷牙时可误吞含氟牙膏，导致慢性氟中毒。因此需要家长帮助和监督，刷牙次数不要过多，尽量少用牙膏，刷牙后要多次漱口并吐干净。

氟水漱口，一般用 0.2%氟化钠溶液每周或隔周含漱 1 次，这种方法称为高浓度用氟。或用 0.05%氟化钠溶液，每天含漱 1 次，这种方法称为低浓度用氟。氟水漱口每次 10 毫升，含漱 1 分钟。含漱后 30 分钟内不漱口或进食。由于茶水含氟量很高，是纯天然的防龋饮品，故应大力提倡茶水漱口。

含氟涂料和含氟凝胶，一般适用于在牙科诊所或医院内由专业人员操作使用。用 2%氟化钠溶液牙面涂擦，2～3 周 1 次，1～2 毫升/次，4 次为 1 个疗程。凝胶一般由酸性氟磷酸盐加入纤维素呈半固体状，可用牙刷或特制的托盘使用以增加氟化物和牙的接触时间，视缺氟程度调整使用次数，每次 5 分钟左右。

2.4.5 免疫和激光防龋离我们还有多远

就像注射乙肝疫苗可以预防流行性乙肝一样，如果能注射几针就能预防龋病，那该多好啊！

这是半个世纪以前不少人的幻想，但现在看来，这并非不可能。在近半个世纪的探索中，口腔医学专家们发现的确有一种细菌——变形链球菌，它是龋病发生的主要致龋菌，将这个细菌接种到没有龋病的动物体内，就可以使这些动物产生龋齿。由此专家们联想到：如果能把这种细菌中致龋的成分分离出来，注射到人体内，肯定会产生一种抵抗龋病的抗体，这种抗体的存在，能够使人免于得龋病，这就是免疫防龋。目前有很多学者正在从事这方面的研究，利用现代高科技手段，在动物体内已经做了许多工作，但尚未达到成熟阶段。因为其中涉及到许多问题，如免疫防龋的安全性、给予的方法、作用途径以及保护期等具体问题，还需进一步探索。另外动物实验和人体有很多差异，目前只在少数自愿受试者中进行，是否真像我们想象的那样，应用于大面积人群，还有待于继续努力。免疫防龋是当前引人注目的研究新动向，一旦有所突破，将给人类口腔健康带来极大的好处。

激光防龋也是近几年来防龋领域中另一颗闪烁的新星，已经引起学者们的关注。它是利用激光照射牙齿表面产生的热效应，能使牙釉质中的有机质、水分去除，形成许多微孔。这些微孔的存在有利于龋齿形成过程中析出的矿物质离子再沉积，从而起到抑菌作用。激光的照射也可以增加氟在牙釉质的渗透性，达到防龋的目的。用激光照射牙齿咬合面后，再做窝沟封闭，可使封闭剂与牙釉质表面粘结更加牢固，能严密地封闭充填物的边缘，达到提高窝沟封闭效果的目的。目前，激光防龋仍处于实验室研究阶段，有一些具体环节仍有待于进一步解决。虽然离临床应用还有一段距离，但毕竟让我们看到了防龋的另一种希望。

2.4.6 如何自我辨别口腔溃疡的良恶性

口腔里出现溃疡是一种常见症状，一般分为3类。

⑴口腔粘膜病引起的　如复发性口疮、疱疹性口炎、手–足–口病、天疱疮和类天疱疮继发溃疡等，这类溃疡只要及时采取抗菌、抗病毒、抗过敏等治疗措施，或用中医药辨证施治，一般都不会发生恶变。但应当注意的是，对属于癌前病变的粘膜病不能掉以轻心。

如果在白斑、赤斑、扁平苔藓等损害的基础上，出现经久不愈的溃疡，应引起高度警惕。

⑵创伤性溃疡　这是一类与局部刺激因素直接相关的溃疡。牙齿折裂留下的残冠、牙齿表面沉积的结石、牙齿长得不齐或者长错位置、咬颊的不良习惯、牙齿磨耗之后形成的尖锐边缘以及做工粗糙的假牙等都可能引起创伤性溃疡。对于这种溃疡，只要尽早发现致病因素，及时采取诸如拔除残根残冠、磨改尖锐边缘、洁治牙结石、纠正咬颊习惯、重新镶牙等措施，就会很快愈合的。但是，如果发现过迟，措施不力，创伤性口腔溃疡就可能癌变。

⑶由肿瘤引起的“恶性溃疡”　这种溃疡是恶性肿瘤局部浸润性发展的结果，在溃疡出现前就可能已出现恶性肿瘤。

那么如何自我辨别口腔溃疡的良恶性呢？可以从以下几个方面来判别。①溃疡发生的原因：要考虑一下以前有无口腔创伤史，如被食物烫伤、鱼刺扎伤、进食时咬伤等；有无生过各种口腔粘膜病；有无出现口腔局部压迫、肿胀、功能受限以及各种肿块，以大致分辨出溃疡的类别。②观察溃疡的形态特征：面朝窗口或光线充足的地方，用压舌板或不锈钢汤匙柄拨开颊部，通过镜子找到溃疡底部位，仔细观察。如发现溃疡表浅，表面光滑，边缘不高出正常粘膜，颜色鲜红（像新鲜的番茄那样的色），呈圆形或椭圆形，且为多个溃疡，则良性的可能性大。反之，若溃疡底部为较深的凹陷，表面高低不平，边缘隆起，呈暗红色（像生猪肝那样的色），形态不规则，且为单个较大溃疡，则要警惕恶性的可能。③触摸溃疡的质地、痛感：洗净双手，用手指轻轻地触摸溃疡及其周围部位，比较一下，溃疡与周围组织是否有硬度上的差别，尤其是溃疡底部是否有硬结。如觉得溃疡较硬，可以摸一摸自己的鼻尖和额头来做对照，如与鼻尖硬度相似为中等硬度，与额头硬度相似为高度硬度。溃疡的硬度越高，恶性的可能性就越大。触摸时还要感觉一下溃疡的疼痛程度，一般而言，良性溃疡疼痛剧烈，恶性溃疡疼痛不很明显。④触摸附近的淋巴结：闭口，四指并拢，右侧面用左手，左侧面用右手，轻轻地触摸附近淋巴结。具体触摸顺序为：先摸耳廓前后方，然后到下颌角，最后沿着颈侧一直摸到锁骨，仔细辨别是否有肿大的淋巴结，正常情况下，这些部位的淋巴结是摸不到的，炎症或肿瘤时，可以摸到如黄豆大乃至蚕豆大的肿大的淋巴结。如果摸到淋巴结，也不必太紧张，应仔细多摸几次。良性溃疡引起的淋巴结肿大，其表面光滑，且随着手指的活动而活动。如摸到的肿大淋巴结，表面高低不平、疙疙瘩瘩，且“钉”在一个地方不能活动，往往提示恶性。根据以上自检结果，若怀疑为恶性，则必须尽快去医院进一步检查。因为单凭肉眼和手摸是不能最终确诊恶性溃疡的。所以，医生常常会建议患者做“病理切片检查”。这时患者应积极配合，切不可因害怕而拒绝进行，以免延误病情，切片检查是指在局部麻醉下，用手术刀或手术剪在病变处切取少量组织（医学上叫取活组织检查）进行显微镜检查。一般创口很小，无疼痛且安全，由于口腔粘膜组织的再生能力很强，一般 5 天后切口就会愈合，因此患者大可不必担心。

2.5 如何从“衣”的角度预防口腔内科疾病

2.5.1 唇色可作为你身体状况的指征

也许你每天要照很多次镜子，但你是否注意过你嘴唇的颜色？它可是你身体健康状况的一扇窗户。因为嘴唇的表层皮肤很薄，血管丰富，所以若健康出了问题，影响了血液状况，很容易显现在唇色上。不妨观察一下，你有这样颜色的唇吗？能反映哪些疾病呢？

苍白的唇：贫血现象，指甲床及眼睑也常泛白。

红紫的唇：发热、心脏病、肺部疾病、心脏衰弱倾向者，嘴唇呈深红。一氧化碳中毒者唇色鲜红。

青紫的唇：心脏病、贫血患者。如果在非常寒冷的温度下，会因身体末端血液不良而显现带青紫的颜色。

淡黄的唇：若脸色也黄黄的，可能是肝脏欠佳。

若两侧口角边缘疼痛、脱皮溃烂，可能患了“口角炎”。口角炎有时是由细菌感染造成，但绝大多数情形是因为缺乏维生素 B_2。可以多吃蛋、豆类来补充。

女性朋友不要只在意为自己的唇妆点什么颜色才好看的美丽话题，在涂口红之前，千万莫忘观察自己的唇色，应以在白光或自然日光下为准。生病就诊时，最好把涂抹厚重的口红擦去，才能让医生看个分明。

2.5.2 小心“口红病”

所谓“口红病”，就是因口唇涂搽唇膏而引起的一种化妆品过敏症，据调查约有 10%的女性因搽口红而患过此症。口红主要是由羊毛脂、蜡质、染料、香精等成分组成。羊毛脂是一种天然动物脂肪，含胆固醇、羊毛固醇和甘油三酯，能渗入皮肤。染料和香精等成分更是复杂，这些物质均容易引起过敏反应，导致口唇干裂、唇皮剥落、肿胀，影响口唇的本质美。

长期涂口红还会影响全身健康。口红中的羊毛脂和蜡质都有较强的吸附性，常将空气中的尘埃、细菌、病毒及一些重金属离子等悬浮物吸附在口唇粘膜上，这不但增加了引发过敏的机会，而且人在喝水、吃东西时常将口红及上面附着的有害物质带进口中，危害健康。

涂口红本身是一种美容手段，然而，女士们更应该懂得如何保证自己的健康。首先一定要选用优质口红，并注意保质期。其二要妥善保管，口红应尽量少与外界接触，用后应立即将盖盖紧，最好低温保存。对变质和过期的各种化妆品应坚决弃之不用。其三化妆后要注意及时卸妆。盛妆外出一段时间，口唇已沾上大量细菌、尘埃等附着物，回家后一定要及时清洗。就餐前务必选用清洁的面巾纸擦去口红，必要时餐后再补妆。

2.5.3 哪种牙膏适合您

口腔的卫士——牙齿，在守护人体这一大门时，其作用可谓举足轻重。而牙的保护又与口腔清洁剂——牙膏的选用密切相关。于是，面对市场上各式各样的牙膏，人们不禁要问：究竟哪种牙膏最适合自己呢？

据有关资料表明，当前市场上出售的牙膏主要是由摩擦剂、发泡剂、甘油、糖精、香精和水配制而成，有的还添加了药物成分。牙膏诸多成分中最重要的是摩擦剂。目前市场上牙膏的摩擦剂主要可以分为二氧化硅和碳酸钙两种，我们使用的牙膏大部分是以碳酸钙为主要原料，国际上使用的牙膏摩擦剂也以碳酸钙为主。二氧化硅和碳酸钙究竟谁优谁劣？很难一决高低。目前不论是国家有关部门，还是中华口腔医学会都没有对摩擦剂进行认证检测的明确标准。通常可将牙膏分为香型牙膏和药物牙膏两大类。

香型牙膏常见的有水果香型、留兰香型、冬青香型和薄荷香型。水果香型具有天然的水果香味，留兰香型有适口的清香凉辣味，冬青香型和清凉味的薄荷香型具有较强的杀菌力。

药物牙膏除了有洁齿作用外，还有防病作用。大致可分为：

第一类对消炎、止血、止痛、除臭、防治牙周炎、口腔溃疡有一定的效果。如含氟牙膏就有明显的抗酸腐蚀作用，可减低口腔内酸类细菌的活动。对于龋齿、牙结石、口臭等牙病的防治有一定效果。但氟的吸收量过多，会引起慢性氟中毒，使牙齿失去光滑、出现斑点，成为氟斑牙。氟含量过高还会影响造血功能，对儿童发育有不良影响。如您的居住地为高氟区，应少用含氟牙膏为宜。

第二类对因牙齿酸蚀、牙龈萎缩、牙根暴露、牙齿磨损而遇冷、热、酸、甜引起的过敏反应有疗效的，有脱敏牙膏、芳草牙膏、冷酸灵牙膏、黄芩牙膏等。

此外还有儿童药物牙膏，一般具有防龋等作用，并配成水果香型。消费者可根据自己的爱好及口腔情况做出合理选择，最大程度地增进口腔健康、预防疾病。

2.5.4 牙膏的正确使用

牙膏是普通的日常用品，牙膏使用不当也可影响健康。大部分人刷牙时喜欢将牙膏挤出很长一条覆盖整个牙刷，误认为牙膏越多牙就刷得越干净。最近在加拿大召开的国际牙科研讨会上，这种牙膏用量方式遭到牙科专家们的质疑。目前，大多数牙膏生产商为帮助人们有效地预防龋齿，在牙膏中添加足量氟元素，但对牙膏的每次使用量却未加注明。据秘鲁著名牙医丽塔·维里纳研究证明：过量吸收牙膏中的氟元素可导致牙齿的氟中毒，形成氟斑牙。医学界经过多年研究认为，如果刷牙后漱口不彻底，就会摄入牙膏残液，引起局部性胃肠炎，严重者会导致克隆病，该病的主要症状是腹痛、腹泻、腹部有肿块隆起，可伴有发热、营养障碍、关节炎等。这种病的病因尚未彻底探明，因而无法根治。但已有迹象表明，过量吸入牙膏残液，可能是导致该病的原因之一。

另外，有儿童的家庭，应当买两种牙膏，成人使用成人牙膏，儿童使用儿童牙膏。儿童不宜使用成人的含氟量较高的牙膏。现在有的广告将成人牙膏推荐给儿童使用，这是不科学的。通常，儿童牙膏的色彩比较鲜，味道比较香，外包装比较活泼。有的家长据此认为，儿童牙膏和成人牙膏的区别仅仅是在外观上，其实不然。严格说来，儿童牙膏的含氟量应比成人的低，而现在市场上销售的成人牙膏，不管是国产的，还是进口的，在钙、磷的含量上与儿童牙膏没有多大差别，但含氟量却比较高，这对牙齿的防龋和保健是有利的。但儿童并不适用这种含氟量高的牙膏，特别是年幼的儿童，其抵抗力低，免疫功能尚不健全，口腔粘膜特别娇嫩，使用刺激性较强的牙膏会损伤儿童的口腔，再加上儿童不善于漱口清除牙膏残液，如果牙膏残液中过多的化学成分滞留在体内，会对儿童的生长发育和身体健康造成极大的危害。因此，4 岁以下儿童不主张使用含

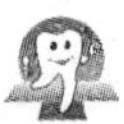

氟牙膏。低氟地区儿童用含氟牙膏时，用量一定要少并在家长的帮助和监护下使用。

使用药物牙膏可以使一些牙病得到治疗。但是，若不对症选用药物牙膏，不仅不能达到预期的目的，而且还会有副作用。药物牙膏虽对一些口腔疾病有疗效，但并不能包治所有的口腔疾病。如果长期使用抗菌消炎类药物牙膏，会在杀灭致病菌的同时将口腔中的正常细菌也杀灭了，使口腔产生新的疾患。许多药物牙膏中含有生物碱和刺激性物质，长期使用会损害口腔粘膜，使口腔、牙龈、舌头、口唇、咽喉等处发炎。有些带有苦辣味的药物牙膏长期使用会使人胃肠不适。有些药物牙膏含有一定量的色素，长期使用，可使牙齿失去光泽。因而家庭要经常换用不同品牌的牙膏。

2.5.5 保健牙刷有哪些特点

口腔保健品的选购中存在不少误区，其中之一就是牙膏的选择比牙刷重要。有些人认为有了好的牙膏就可以防止一切牙病，其实在刷牙的 3 大要素(牙刷、刷牙方法和牙膏)中，只有具备了前两个条件，牙膏才能发挥最大的效用。而且机械性刷牙在清除软垢、菌斑，预防龋病和牙周病中较牙膏的作用更大。牙刷才是筑起保卫牙齿、去除牙菌斑的首道防线。许多人长期使用劣质牙刷，不但起不到清洁作用，还会损伤牙龈、牙齿。所以，在选择牙刷时，应为自己选择一把好的保健牙刷。那么，保健牙刷有哪些特点呢？

我国卫生部确定的保健牙刷（图 8）的特点是：牙刷头宽窄合适，以适应扭转、分区洗刷的实际需要；牙刷柄扁平而直，便于握紧，使之具有足够的刷去牙面污物和按摩牙龈的力量；每组牙刷毛的高度相等，以适应 3 面洗刷的需要，市场上有时

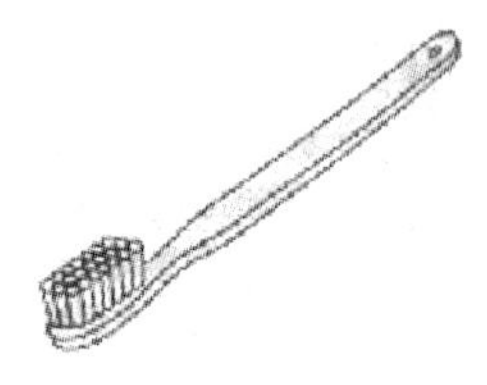

图 8 保健牙刷

可见到刷毛高度成为中间凹下去的弧形等各型，不符合刷牙的实际情况；各组毛的间隔距离适当，易于保持牙刷本身的清洁；每组毛成柱状，防止刺伤或擦伤牙龈；刷毛尖端应加工磨成圆形，避免磨损牙齿。

除了大众型的保健牙刷外，随着科技发展，进入 20 世纪 80 年代以来，国内外还设计了具有特殊功能的牙刷，主要包括以下几种。

⑴电动牙刷　常用于生活不能自理的弱智儿童或手功能障碍，需要别人帮助刷牙的人。

⑵V 型牙刷　为了适应戴固定矫治器的患者刷牙，将牙刷刷毛的毛面设计成 V 型或 U 型，使刷毛分跨于托槽和钢丝的两侧。V 型底的刷毛短而较坚硬，能有效除去托槽和钢丝上的牙菌斑，V 型两侧的刷毛较长较软，用于清洁牙齿和按摩牙龈组织。

⑶新型牙刷　法国设计出了一种音乐牙刷，当采用正确的刷牙方法时，就发出悦耳动听的乐曲声；一旦变成横刷法时，音乐就停止。这样有利于儿童养成正确刷牙的好习惯。日本推出半导体牙刷，其柄内装有光电子效应半导体元件，当刷牙时半导体元件就会放出电子，去除牙垢。我国还研制出电离子牙刷，它通过直流电源，按需要配制，刷牙时既可以释放出阴离子氟，也可释放出阳离子钙。

2.5.6 怎样选择牙刷

牙刷种类繁多，均有各自特点，究竟何种牙刷适合自己呢？在选购时需要注意以下几点。

⑴根据年龄选购牙刷　保健牙刷的设计一般分为幼儿、少儿及成人 3 种。幼儿的牙刷最小，刷头就像一个细长的大花生米那样大，即长 18 毫米，宽不到 9 毫米，毛束高度不到 9 毫米。成人的牙刷最大。刷头一般长 30～35 毫米，宽 10～12 毫米，有 3～4 排刷毛，刷毛的高度和直径也相应略大一些，无论何种牙刷，毛丝弯曲恢复率要大于或等于 40%。

⑵根据口腔状况选择牙刷　牙龈红肿、易出血的人及牙根暴露的人，应尽量选择软毛牙刷，牙刷的毛束排列要少些，这样可按摩牙龈而不损伤牙龈。牙冠颈部硬度比牙冠小，刷毛软可减少对牙根的磨损。刷完牙后，最好用牙线清洁藏在牙间的食物。牙龈乳头萎缩或牙间隙增大的人，以及最后一颗牙的后面难以清洁的人，可选用异型牙刷，牙刷头部的毛束可较长，牙刷头可略窄，这样可以尽量清除积存于牙间的食物。

⑶适时更换牙刷　不少人一把牙刷用上三五年；也有的家庭一把牙刷全家通用，而极少有人对牙刷消毒处理。为了您的全身和口腔健康，建议您牙刷、刷牙杯 1 人 1 套，单独使用。防止有病互相传染；3 个月应当更换 1 次牙刷，有条件的可 1 个月换 1 支牙刷。因为新牙刷在使用 4 个星期以后，上面有多种细菌繁殖，且原本柔软圆滑的刷毛就挤成一团；流感或感冒痊愈后应更换牙刷，以避免重新染病；认清“牙医协会认可”的标志，确认包装上的质量认证标志。

⑷注意保养牙刷　刷完牙后，牙刷上有时会残留有食物残渣和水分，极易滋生细菌，引起口腔和全身疾病。所以刷完牙后，一定要将牙刷清洁干净，尽量甩掉刷毛上的水分，将刷头向上放入漱口杯中，放在通风干燥的地方，不要放在密闭的牙刷盒中。对集体生活的人，每隔一段时间，可用福尔马林熏蒸法进行集体消毒。一般牙刷为尼龙丝制成，受高温易变形弯曲，因此不宜在高温中洗涤，更不能煮沸消毒。

2.5.7 你会刷牙吗

要是有人问你会不会刷牙，你一定会认为人家取笑你，但若问你会不会正确刷牙，大概你未必答得出。刷牙的目的是既要清洁牙齿，清除牙面上的软垢和牙菌斑，以减少口腔内的致病因素，又不损伤牙齿表面牙釉质及牙龈组织，并且能按摩牙龈，促进牙龈组织

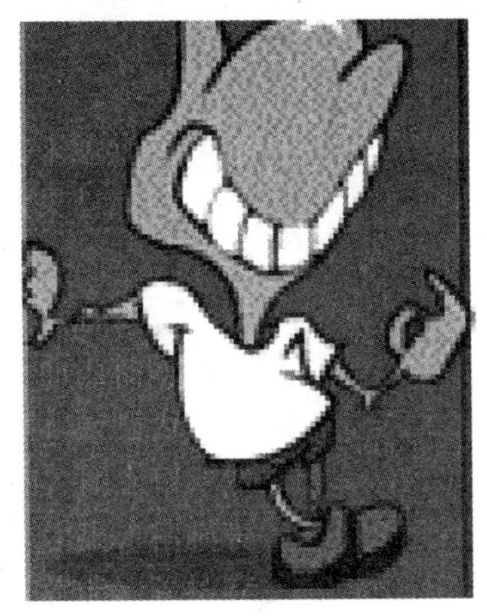

血液循环，减少龋齿和牙周病的发生。

刷牙的原则有四：一是分区洗刷，全口牙齿按上下左右分为 4 个区，一般要求在刷净一个区后再刷另一个区。二是依次洗刷，这样不至于洗刷不均匀甚至遗漏。三是三面洗刷，一般人刷牙的最大缺点是只刷牙齿的外面（唇颊面），而对腭舌面及咬合面不予刷洗。结果牙齿的外面看起来很清洁，但张开口来仔细望里面，则腭舌面堆满了污物。三面洗刷就是要求将唇颊面、腭舌面、咬合面都能洗刷到。四是重复洗刷，要求在每一个小区的牙面上来回重复洗刷 3～4 次，才有可能刷净牙面。

2.5.8 刷牙需要注意的几个问题

在具体的刷牙方法上，需要注意以下 3 个方面。

⑴刷牙的时间和次数　根据很多学者的研究，牙菌斑的致病性与牙菌斑是否成熟有关。成熟牙菌斑的形成一般需要 2 天左右，如果坚持每天至少刷 2 次牙，每次刷牙的时间不少于 3 分钟，餐后又能认真漱口，这样就可达到消除牙菌斑、清洁口腔的目的。所以我们提倡“早晚刷牙、饭后漱口”。在日常生活中，我们常见有些人只重视早晨刷牙，而晚上睡觉前不刷牙，这是非常不好的习惯。因为晚上入睡后，口腔中的环境比较稳定，温度、湿度、养料等很适合于细菌生长繁殖，且口内唾液分泌减少，白天吃过的食物残渣，在细菌的作用下，会大量发酵产酸，这种酸性物质，能严重地侵蚀牙齿，使牙齿遭到破坏。同样，菌斑中的细菌、毒素等可刺激牙龈，引起牙龈出血、口臭，重者可发展成为牙周病。所以睡觉前刷牙尤

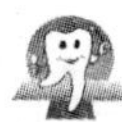

为重要。

⑵刷牙的正确方法　应该明确，刷牙的方法是否合适，比刷牙次数更为重要。如果说刷牙方法不当，刷牙次数越多，因刷牙而造成的损害则会越大。最常见的是由于简单横拉刷牙，使牙齿靠近牙龈的部位被磨损，形成“楔形缺损”，引起冷热酸痛，甚至牙髓炎、根尖周炎，更严重的可导致牙齿横向折断。如果刷毛过硬，刷牙用力过大且横向刷牙，除了引起上述症状外，还可使食物嵌塞，牙龈萎缩，牙根暴露等，严重者可引起牙周病。比较合理的刷牙方法应该是竖行刷牙法，首先使牙刷头斜向牙龈，刷毛贴附在牙面上顺着牙间隙刷。刷上牙时从上往下旋转刷，刷下牙时从下往上旋转刷，且牙齿外侧、内侧及咬合面都要刷到，咬合面应前后来回地刷。此外横颤竖向移动刷牙法也可采用，即在竖刷法的基础上加上水平方向的颤动，既起到按摩牙龈的作用又不损伤牙组织。

⑶注意刷牙水的水温　牙齿适宜在 35～36℃下进行正常的新陈代谢。如果长时间使牙齿受到骤热或骤冷的刺激，不仅容易引起牙髓出血和痉挛，而且会缩短牙齿的寿命。尤其是中年人，由于牙面磨耗和牙周萎缩，牙本质暴露，牙齿易出现敏感症，遇冷热酸甜就感到牙齿酸软。反复的过冷、过热的刺激，会导致牙髓炎，损害牙齿的健康。用温水漱口刷牙，可避免这种刺激，减少牙髓炎症的发生。

2.5.9 牙线的使用方法

有时单靠刷牙方法难以清除牙齿邻面和牙间隙处的牙菌斑，采用牙线常常是清除牙间隙菌斑的有效工具，在国外很流行。临床研究表明，使用牙线可降低邻面龋 50%左右。牙线由棉、麻、丝、尼龙等材料制成。一般分为含蜡、不含蜡两种，含蜡牙线是用液蜡浸制而成的棉线，牙线蜡有助于棉线在牙间隙滑动而不易被折断。一般用于去除牙间隙的食物残渣和软垢，但不易去净附着于牙面上的菌斑。不含蜡牙线直径较小，有利于去除牙菌斑。另外还有含香料和含氟的牙线，含香料的牙线可减轻口臭，使口齿清爽；含氟牙线可预防邻面龋齿。牙线使用一般在饭后，使用的方法很简单：先取一段长约 15～20 厘米线段，两端套在左右手的中指上绷紧，然后用食指或拇指顶出一段，将线轻轻从牙齿咀嚼面通过两牙间的接触点，使牙线紧贴牙齿颈部，在牙龈邻面做上下移动。每个牙上下刮 4～6 次。牙线最重要为操作的方法，操作使用不当反而易使牙龈刮伤，所以应在牙医的指导下正确操作，才能使牙线发挥它的作用。

2.5.10 牙齿的其他清洁用品有哪些

牙签是较常用的剔牙工具。很多人习惯饭后用牙签剔牙，但也有人认为牙签剔牙会使牙缝越剔越大，那么用牙签到底好不好呢？一般地，当有食物嵌塞时，不要盲目用牙签剔牙，应请医生检查嵌塞的原因，给予适当的处理。日常自我处理方法是用牙签剔除食物嵌塞。但这种情况一般适应于牙龈乳头萎缩和牙间隙增大的情况下。使用牙签一定要注意挑选质量好的，即具有足够的硬度和韧性，避免折断，表面光滑，没有毛刺，以免刺伤牙龈。使用牙签时，先将牙签的尖端放在牙面上，然后沿着牙面，慢慢地深入牙间缝隙，轻轻地将食物碎片剔出来，有时需要用漱口水的力量把食物碎片冲出来。使用牙签时动作一定要轻柔，以免损伤牙龈。许多人觉得长期使用牙签后牙缝越来越大，这是因为这些人用牙签剔除食物时习惯将牙签尖用力压入牙龈，损伤了牙龈，久而久之，就会造成一个先前并不存在的牙空隙，而这个空隙更容易塞进食物，只能更长久的用牙签来剔刮，这样使空隙越来越大。

正在正畸矫治、牙齿排列不整齐和牙列拥挤的人不方便使用牙线时，牙线棒、牙间穿引线、牙间刷也是和牙线一样好用的清理牙缝的工具。

2.5.11 漱口液哪种好

“鸡初鸣，咸盥漱”，可见漱口保持口腔卫生的习惯于古有之，于今更要大力提倡，所以才有了“早晚刷牙，饭后漱口”的口腔保健良方。漱口的目的谁都知道，就是及时清除部分牙齿间隙内的食物碎屑和部分软垢，这样既大大减少了口腔中的细菌，也断绝了细菌生长、繁殖的“粮草”。但漱口液多种多样，究竟用那种好呢？

⑴清水　从方便适用的角度出发，当然是清水漱口。一般自来水即可，但牙齿过敏者宜用温水漱口。

⑵茶水　这是目前公认的天然抗龋漱口液，来源广泛、使用安全、效果可靠。口腔里的食物残渣多呈酸性，会腐蚀牙齿，导致龋齿等牙病。而茶叶属碱性，有中和酸的作用，且能抑杀某些病菌。茶中含氟化物，如能不断地有少量氟浸入牙组织，将会增强牙齿的坚韧性和抗酸能力，防止龋齿发生。

⑶盐水　这是我国古书记载最早的清洁口腔方法，“咸盥漱”就是用盐水漱口。实践证明，盐水对口腔牙齿有很好的杀菌作用。这种方法简便易行，人人适宜。需要注意的是，盐水以略咸为宜；水温不要过高，以温水为宜。

⑷含氟漱口液　这是一种简易的防龋方法，适用于低氟区的中小学校学生或家庭，应在学校老师或家长的监督下进行，以免吞服。

⑸各种抗生素漱口液　这类漱口液的使用目的是防治口腔疾病，多是为了特殊的疾病或目的而配制的。常用的药物是各种抗生素、洗必泰、复方硼砂、过氧化氢、高锰酸钾、碳酸氢钠等，但注意不宜长期使用。

由上可见，除后两种有特定的适用范围外，口腔健康者的日常漱口可选前 3 种。此外，还应根据不同目的和喜好进行选择。

2.5.12 漱口也有小学问

有些人吃完饭或刷完牙，草草漱口了事。这样并未达到漱口的目的，其实漱口看似简单，实则有些要领。漱口的效果与漱口液用量、漱口时间、含漱的力量和次数均有关。

漱口的时间最好在刚刚进食后，这样可把食物残渣有效地从牙缝内冲洗出来，减少口腔内的细菌，避免致龋菌在牙面上粘附。漱口液的用量因口腔大小而异，应以充满口腔又能闭口和鼓腮为宜，一般成人约 10 毫升左右。漱口时应将漱口液含在口内，闭上口，然后鼓动两腮和唇部，使溶液在口腔内能充分与牙齿、牙龈、粘膜表面接触，并利用水力反复地冲洗口腔各个部位，这样就能清除掉存留在牙齿窝沟区、牙颈部、牙间隙、唇颊沟等的食物碎屑和部分软垢，使口腔内的细菌数量也相对减少，从而达到清洁口腔的目的。

尤其对于儿童，需要家长反复教习，要注意抗生素漱口液及含氟漱口液一定要吐干净，以防咽下后引起不良后果。

2.6 如何从“食”的角度预防口腔内科疾病

2.6.1 食物防龋知多少

⑴食物中的碳水化合物　碳水化合物在发酵之后，会提供热能及养分给口腔中的细菌，其中又以单糖类（如红糖、白糖、冰糖、蜂蜜、果糖、葡萄糖、乳糖等）最容易引起蛀牙。因为口腔中的细菌会将糖分解成葡萄糖及果糖，它们聚合在一起，成为牙菌斑的基质，并使细菌很牢固的粘在牙齿表面，果糖则与一部分葡萄糖被细菌发酵产生有机酸侵蚀牙齿。其他的碳水化合物如淀粉类，也会被唾液中的淀粉酵解成糖，同样可以被细菌发酵产生有机酸，不过需要比较长的时间。

⑵食物本身的酸度　某些食物本身的酸度就可以直接溶解牙釉

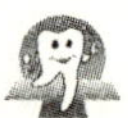

质及提供细菌生长所需要的酸性环境，如柑橘类水果和碳酸饮料。

⑶食物刺激唾液分泌的多寡　唾液中含有大量的水分，可以冲洗牙齿表面残留的食物与细菌，同时可作为缓冲剂，中和部分细菌产生的酸。而且唾液内含有钙和磷，能促使脱钙的牙齿表面再发生钙化，这些都能帮助避免产生龋齿。唾液内还有一些免疫球蛋白，可以抗菌及保护口腔内的粘膜与牙齿。刺激唾液分泌的食物，应该放在每餐的最后再食用，最好的例子就是乳酪，它不但刺激唾液分泌，其高蛋白成分可中和口腔中的酸，并且高钙、高磷的成分也可以促进牙齿再矿化。

⑷食物的质地　粘性强的食物粘在牙齿上，会不断地提供原料给细菌制造酸，而增加腐蚀牙齿的时间。高纤维食物可以减少龋齿，特别是生菜，因为不会粘在牙齿上，而且需要较费力的咀嚼，刺激较多唾液的分泌。硬的食物需要较用力和多次的咀嚼，可以促进牙龈的血液循环，加强牙周韧带，帮助牙槽骨的骨质再吸收及新骨质的形成，并预防牙周病。而且可以同时刺激大量唾液分泌，有益于口腔保健。

2.6.2 口香糖与口腔健康

有人认为口香糖可以防龋，有人认为它能致龋，到底哪个对？口香糖还有其他作用吗？嚼口香糖应注意什么？这都是不少人关心的话题，请向下看：

嚼口香糖确实有一定的保健作用。首先，经常嚼食口香糖，通过长时间地反复咬合的动作，可以锻炼颌骨、咬肌和牙齿，甚至有利于美容。有研究报道，每天咀嚼口香糖 15～20 分钟，会有助于美容。若持续几个星期，还会使面部皱纹减少，面色逐渐红润。咀嚼促进了面部的肌肉运动，改善了血液循环，提高了皮肤细胞的代谢活力。其次，经常嚼口香糖可以增加唾液的分泌，使之更好地冲洗和清洁口腔，从而减少牙菌斑的形成。且口香糖很“香”，可提高人们咀嚼的兴趣，暂时改善了口腔内的不良气味，自我感觉爽口舒适，也有利于社交活动。

但是，口香糖也容易导致龋齿的发生。一般口香糖的甜味剂主要是蔗糖或果糖，在嚼口香糖的时候，它们会扩散到牙缝里，口腔中的致龋菌会和它们一起粘附在牙上，进而产酸，对牙齿产生腐蚀作用，使牙齿脱钙而发生龋齿。所以，咀嚼口香糖不仅不能预防龋齿，反而可能导致龋齿。令人欣慰的是，含糖代用品如木糖醇、甜叶菊等为原料的口香糖已经问世，那样我们就可以无所顾忌地嚼口香糖了。

接受外周血干细胞移植的患者咀嚼口香糖，可有效预防治疗中产生的副作用——口腔溃疡。中国医学科学院肿瘤医院已在临床中证实了口香糖的这一功效。该院对外周血干细胞移植患者使用口香糖洁齿的作用进行了对比性研究。结果发现，咀嚼口香糖组口腔溃疡发生率为50%，而未咀嚼口香糖组的发生率为100%；两组发生口腔溃疡的程度也有明显区别，嚼口香糖的口腔溃疡均为I度，不嚼的则为II～IV度。

由此看来，嚼口香糖的好处还是不少。但有专家提醒，补过牙的人不宜常嚼口香糖，以免补牙材料银汞合金中的汞释放出来，危害健康。故嚼之前需要考虑你是否属于不宜之列。

2.6.3 孩子换牙时应多吃耐嚼食品

孩子到六七岁左右，恒牙就开始陆续萌出，替换原有的乳牙。有些孩子恒牙虽已萌出，乳牙却常常不肯“让位”，迫使恒牙从乳牙的内侧长出，形成“双层牙”，造成恒牙排列不整齐。

引起乳牙滞留迟脱的原因很多，最常见的是孩子进食过于精细，没有充分发挥牙齿的生理性刺激。牙齿的主要功能是咀嚼食物，咀嚼食物能促进乳牙牙根的生长发育以及自然吸收、脱落。同时，增加此类食物也可刺激颌骨发育，促进颜面部的发育。

因此，随着孩子年龄的增长，应让孩子多吃些海蜇、花生、甘蔗等耐嚼食物，以保持对乳牙良好的刺激作用，促使乳牙按时脱落。当孩子前门牙和后磨牙都已萌出，可给其增加些芹菜、玉米、苹果等食物，使换牙顺利完成，让孩子拥有一口健康整齐的牙齿。此外，尚需注意牙齿营养。因为牙齿的发育需要各种营养成分，欲保牙齿坚固，就不要偏食，多吃不同品种的食物，包括蔬菜、水果、肉类、蛋类、鱼类、豆制品、乳制品等。

2.6.4 吃巧克力可以预防龋齿吗

吃巧克力能防龋，也许您还没听说过，但的确是这么回事。根据日本大阪大学的研究显示，巧克力中的主要成分——可可豆中，含有一种可以对抗口腔细菌滋生和致龋的物质，科学家认为，日后还可以将这些成分加入漱口水或是牙膏中。

龋齿产生主要是因为口腔中的细菌会将糖类变成酸性物质，进而侵蚀牙齿表面造成龋坏。此次的研究则发现可可豆的外壳，具有对抗口腔细菌及牙菌斑的功能。巧克力与其他的甜食比较起来，对牙齿的伤害少多了。因为其中所蕴含的抗菌成分可以抵消巧克力内含的高糖成分。

虽然可可豆壳具有对抗口腔细菌的功效，但是想借多吃巧克力来维持牙齿的健康，还不如保持良好的口腔卫生习惯来得实际。别忘了，巧克力中还含有高糖分。如果你爱吃甜食，切记尽量不在用餐时间外吃甜食，而且还要注意保持口腔卫生和定期做牙齿检查。

2.6.5 合理营养有助口腔健康

就像全身健康离不开合理的营养一样，合理营养、平衡膳食也是保障口腔健康的有效措施。很多口腔疾病是直接或间接由营养不良造成的，尤其在牙齿发育阶段，营养与牙齿健康密不可分。实验已证明：营养对口腔健康的影响和作用是多方面的，不能只单独强调某些营养物质，而应全面考虑营养结构的合理性，考虑膳食的平衡性。那么怎样才算是合理营养呢？

首先应尽可能地食用天然食品。因为天然食品中，营养易于吸收而且副作用少，一般除去含有若干主要营养成分外，还可能含有其他营养成分，甚至一些微量元素。其次要尽可能采用新鲜食物。因为食物的处理和烹调方式可影响自然食品中营养成分的保留，不宜过度煎炸。三是注意食物的物理性状。提倡食用一些具有适当硬度、比较粗糙而富含纤维的食品，以利于牙面的清洁，增强牙周组织的防御能力。四是加强牙颌系统生长发育期的营养。尤其是胎儿期、婴幼儿期、少儿期对各种营养的需求，要特别加强钙、磷，维生素 A、D、C 和微量元素氟的供应，以利于牙颌系统的正常发育，增强抗病能力。五是适当控制糖和精制碳水化合物食品的摄入，特别是少将这些食品作为零食。以减少致龋因素，有利于牙齿健康。

合理的饮食营养对维持口腔健康十分重要。尤其在母亲怀孕 2 个月到儿童 13 岁这一阶段，牙齿可随食物中蛋白质、钙、磷，维生素 A、D、C 等各种营养物质的改变而受到影响。因为胚胎 35 天乳牙胚基质已形成，5 个月左右形成乳牙尖，4～6 个月处于乳牙矿化和恒牙胚胎形成期，7 个月左右形成 1/2 的乳牙牙冠。到婴儿出生时，20 颗乳牙牙冠几乎全部形成，第一恒磨牙牙尖部分形成。从出生到儿童 13 岁乳牙和恒牙相继形成、钙化、萌出。营养是否充足、合理关系到牙齿乃至口–颌系统的健康，也是为以后口腔健康打下基础。应当保证充足的蛋白质、无机盐和维生素等必须营养物质，并加强对无机盐、钙、磷，维生素 A、D 的供应。一旦牙齿完全形成、钙化和萌出，再补充某些营养成分往往收效甚微。此外应注意对一些有利于牙齿抗龋作用的保护性食物如氟化物、水果、蔬菜等的适当摄入，以及对有致龋作用的食物限量摄入。

口腔软组织也需要平衡的食物营养，尤其对维生素较为敏感。如前所述，许多疾病的发生与维生素有关。因此，在饮食上应注意多食富含维生素 B 和 C 的水果、蔬菜和肉类食物。对于中老年人，维生素 C、蛋白质的摄入量不足，或钙、磷、维生素 D 的缺乏或不平衡，可造成牙槽骨疏松或骨质钙化不良，导致牙齿松动、牙龈出血等，所以中老年人要注意多吃蔬菜、水果和豆制品以及瘦肉等食物。许多研究表明，天然的植物性蛋白质——豆制品不仅人体易于吸收，而且富含多种矿物质，是十分有益的保健食品。

2.6.6 口腔健康离不开矿物质和微量元素

一般矿物质都有两大特点：一是不能在身体内合成，只能从食物中获得；二是不会像蛋白质、糖一样在身体代谢中消失，而必须通过排泄系统如肝、肾等器官排泄掉。矿物质的种类很多，但在口腔保健中具有重要作用的矿物质，主要是钙、磷、镁、铁 4 种，其中钙磷对牙齿的发育和抗龋性最为重要。

钙对牙齿的影响前已述及，钙、磷比例对两者的代谢十分重要，约为 2∶1。成人体内含钙量约占体重的 2 %，其中 99 %集中在骨和牙齿内。含有钙、磷的食品很多，但在人体的吸收利用上相差很大。所以钙、磷供应的数量、质量和比例都是同等重要的问题。从 6 个月到 16 岁，随年龄增大，需钙量增大。各种含钙食品中，以乳类、叶类蔬菜、肉类、豆类食品中所供给的为佳。

镁有类似钙的属性和作用。长期慢性腹泻引起镁排泄过多时，可引起缺乏。一旦缺乏，可使生成牙釉质的细胞萎缩，未钙化的牙本质停止钙化。因此，镁是保护牙齿健全发育的重要因素，最佳来源是杏仁、豆类、小麦等。

铁缺乏除引起缺铁性贫血外，还可降低口腔粘膜的抗病能力。一般在蛋黄、豆类、牛肉、菠菜等食物中含量较高。此外，最近有研究发现，猪血内含铁也非常丰富，每百克中含铁量高达 45 mg，比猪肝高 2 倍，比鸡蛋高 18 倍，比猪肉高 20 倍。铁是造血所需的重要原料，机体内缺乏铁元素将会发生缺铁性贫血，所以，贫血患者常吃猪血可以起到补血的功效。

微量元素其实也是矿物质，只是因为在人体中含量很少，约占人体重量的0.01%。它对人类和生物体的影响已越来越受到重视。它们都具有特异的生理功能。现公认的动物和人类所必需的微量元素有14种，即铁、锌、铜、锰、铬、钼、钴、硒、镍、钒、锡、氟、碘、锶。除了氟外，某些微量元素也能增强牙齿的抗龋能力。有人发现钼浓度为1毫克/升时，与氟有协同抗龋作用。人体内牙釉质含钼较多，豌豆、谷糠以及牛肝中均含钼较多。锶也是在牙齿和骨骼中含量最多。有许多研究发现：锶能明显降低牙齿的患龋率，锶和氟也有协同降低牙釉质被溶解的作用，同时锶还影响钙的代谢，锶含量过低时，引起钙吸收障碍，导致龋齿和骨质疏松症。但锶含量过多时，又会影响钙化。锌也是在人体的牙齿里含量最高。锌能防龋体现在3个方面：①锌对牙齿萌出后牙釉质的再矿化过程有重要作用；②锌可影响唾液的组成和分泌；③锌可抑制牙菌斑的形成和产酸。可见补锌可以防龋。锌在瘦肉、牡蛎和海产品中含量很高。此外，硒和镧也都有防龋作用。

2.6.7 细嚼慢咽话健康

现代生活的快节奏，使许多人也患上了“文明病”，其中之一就是吃饭“狼吞虎咽”，也就是咀嚼不充分。其危害在于：是不利于食物的消化和营养的吸收。牙齿的功能就是把食物磨碎，通过舌的搅拌作用，使食团和唾液充分混合，得到初步消化，便于胃肠的进一步消化和吸收，以供给身体需要。不充分咀嚼将一部分本该属于牙齿的任务交给了胃肠，加重了胃的负担，容易引起消化不良和吸收率下降。久而久之还会引起消化道疾病，影响全身健康。二是影响牙颌系统的正常发育。充分咀嚼可促进颌面部骨骼、关节和肌肉发育。而且咀嚼时还可有效刺激唾液腺分泌唾液，再加上富含纤维的食物不断地摩擦牙齿，可极大地发挥牙齿的自洁作用；也可通过咀

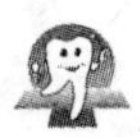

嚼食物，给牙周组织一定的刺激，起到按摩牙龈，弹拔牙周韧带，加速血液循环，改善局部营养，增强牙周组织抗病能力的作用。我国古代叩齿漱津的确不无道理。最后，细嚼慢咽可帮助你品味美味佳肴，这又何尝不是人生一大乐趣呢？

需要消除的一大误区是有人喜欢用自己嚼碎的食物喂给婴儿吃，其用意是好的，无非是帮助小孩消化食物，增加营养的吸收。殊不知，这样即不卫生也不利于孩子的牙颌系统正常发育。俗话说"病从口入"，成人的口腔中细菌的数量和种类远远大于婴儿，有些还是致病力较强的细菌，这样可把病菌传给毫无抵抗力的婴儿，极不利于婴儿身体健康。更何况有些大人是否有传染性疾病或其他口腔疾病尚属未知。若真的需要对缺乏咀嚼能力的婴幼儿补充营养，可以把食物切碎煮烂后再喂。如果已具备了咀嚼功能的幼儿，应主动地锻炼其咀嚼功能，以促进他们的牙颌系统发育，增进口腔健康。

另一个咀嚼不正确的方法就是单侧咀嚼。出现这种现象的原因一般是一侧牙齿有病或已经养成了单侧咀嚼的习惯。由于咀嚼时两侧对颌面部刺激不一样，长期单侧咀嚼会导致咀嚼的一侧面部发育快，也就是脸大，而另一侧出现废用性萎缩，既所谓的脸小。这样既不美观，也会导致更为严重的颞颌关节疾病。所以千万不要把单侧咀嚼不当一回事。

2.7 如何从"住"的角度预防口腔内科疾病

2.7.1 日照和口腔健康

大家也许有这样的常识：婴幼儿多晒太阳可以防止佝偻病。同样的道理，儿童多晒太阳也可以防龋，不过是间接防龋，可提高牙齿的钙化程度，增加牙齿对致龋因素的抵抗力。日光中的紫外光可使皮下组织中的固醇类物质转变为维生素 D。维生素 D 能促进钙、磷在胃肠道的吸收，有利于牙齿和骨骼的钙化。可见儿童多晒太阳对牙齿健康也是有好处的。

但过度的日光照射却是有害的，可使皮肤色素沉着，产生晒斑（褐色斑或黑斑）和光化性唇炎，表现为唇部红肿，形成水疱、糜烂、脓血痂等。也有的表现为唇红周围皮肤形成灰白色秕糠状鳞屑，有干燥不适感，无瘙痒，反复出现。这是反复持久日光照射的结果。一般发生在对日光敏感的人，一些药物和蔬菜也可增加个别人对日光的敏感性，如四环素类药物，芹菜、芥菜、胡萝卜、无花果等。防治的最好办法是夏天出门时，采取遮阳措施如打伞和戴遮阳帽，避免阳光直射。对干燥脱屑的，可在唇周涂抹油脂或防晒霜。

2.7.2 天气渐热小心口疮

干燥的天气，上火的季节，再加上焦虑、紧张和压力过大等，非常容易引发口腔溃疡。

口腔溃疡虽然算不上什么大病，但确实很令人痛苦。所以这个季节除了要多吃蔬菜、水果外，还要把自己的生活节奏稍微放慢一些，减轻紧张、焦虑的情绪。一旦出现了口腔溃疡，应先到口腔专科医院检查确诊，采取有效治疗方法。此外，在用药和起居方面还需注意以下几点：①避免和去除一切局部刺激因素；②患者应戒烟、戒酒及忌用辛辣刺激饮食；③生活起居规律，心情舒畅，加强身体锻炼，提高机体抗病力；④合理调配饮食，饮食宜清淡易消化，并富含高热量、高蛋白，如患者饮食不便，可用鼻饲法；⑤做好心理护理工作，因长期反复发作，往往使患者失去治愈的信心，甚至对生活、工作、前途忧虑重重，应鼓励患者树立战胜疾病的决心和信心；⑥定期复查，一旦发现有癌变倾向，应及时积极治疗；⑦对于一般性溃疡，也可自行局部涂敷锡类散、冰硼散、溃疡糊剂等药物。

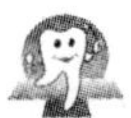

2.7.3 水质与口腔健康

我们每天都要喝水，人们也已经意识到水质与身体健康密切相关，因而才有各种矿泉水、纯净水进入我们的生活。关于水污染的报道有的令人触目惊心，那么就请您关注以下您的居住地有没有水污染问题，也许在您不知不觉中，您的口腔健康已经受到危害，例如氟斑牙（见彩图 2.1）、牙釉质发育不全、口腔癌、慢性铅中毒的粘膜色素沉着等。可能不单是水质不好引起的，而与水的成分有关。尤其是微量元素，因为它主要存在于大自然中，人摄取的方式是：土壤—水—植物（动物）—人这个食物链。水和食物其实都是来自土壤。纯净水比污染水固然好，但据近来研究报道，纯净水滤走了不少对人体有重要作用的矿物质和微量元素，虽然喝起来爽口，但长期饮用也不利于健康，需要您从食物中加倍地补偿流走的养分。矿泉水曾一度受到人们青睐，但对高氟地区的人来说，饮用含氟量较高的矿泉水可导致氟斑牙。因而喝矿泉水时莫忘先看看各种矿物质的具体含量。高氟地区的预防只能靠改善水源或人为的通过物理或化学方法处理来降低水中氟的含量。

2.8 如何从“行”的角度预防口腔内科疾病

2.8.1 坐飞机谨防“航空性牙痛”

某些飞行员或乘飞机旅行的人，因在高空中受到大气压力的改变，可能引起牙痛，医学上称为“航空性牙痛”，或称之为“气压性牙痛”。这是一种由气压改变引起的牙髓疾病。

坐飞机要引起牙痛，岂不是让人们对坐飞机旅行望而生畏吗？其实，一个没有牙齿疾病(如龋齿、牙髓炎)及牙周疾病(如牙周炎、牙周脓肿)的人坐飞机时，是不会发生气压性牙痛的。产生气压性牙痛的人，多是有轻度的牙髓病变而没有自觉症状者。因为牙髓或上颌窦充血，或是刚刚做过牙病治疗，在平地上不会作痛，但当遇到气压改变时，就会产生明显的疼痛。近年来，高压氧舱已被广泛应用于医疗事业中，许多种疾病，如慢性骨髓炎、气性坏疽、烧伤、中风、深部感染，血栓闭塞性脉管炎、心血管疾病等，用它治疗都取得了显著效果；但在高压氧舱治疗中，由于减压，也可引起气压性牙痛。所以不论是飞行员或者是乘机旅客，还是需要接受高压氧舱治疗的患者，都应具有关于气压性牙痛的常识，以预防气压性牙痛的发生。

可见，患有深度龋齿、牙周脓肿及急性上颌窦炎的患者，最好等待疾病治愈以后，再乘机旅行或接受高压氧舱的治疗。龋齿经过充填治疗后，牙髓的敏感性较高，所以不论飞行人员或旅客，在牙补后 4 小时内最好不要乘机。

2.8.2 游泳以后即漱口

据研究发现，游泳池中消毒清洁液漂白粉对牙齿釉质有侵蚀作用，易引起多种牙病。为了保持游泳池中水的卫生，工作人员不得不加入氯气或漂白粉。这样，便在池水中产生了一定浓度的次氯酸和高氯酸，而次氯酸和高氯酸会不同程度地影响牙齿釉质。

因此，专家建议：游泳者，尤其是青少年在游泳池里游泳后，要立即刷牙或漱口。

2.8.3 保牙保健康，避免牙齿损伤

“9 月 20 日”是全国爱牙日，就是为了促进全民的健齿、爱牙、强身的意识，实现“人人享有口腔健康”的目标。所以今年爱牙日的主题是：避免牙齿损伤；中心口号是：善待牙齿。

避免牙齿损伤，除了要细嚼慢咽，避免碎骨和砂粒等损害牙齿外，也不要用牙齿开启啤酒瓶盖或咬硬物，以防牙齿劈裂、磨耗或

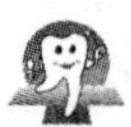

牙周膜损伤。在满口牙齿中，最容易受伤害的要数上下前门牙了，它们位于牙弓前缘突出部分，在颌面部创伤时，它首当其冲受损伤，更要注意保护。

牙齿损伤在日常生活中非常多见。如幼儿期因为孩子刚刚学会走路，立足不稳，摔拌、滑倒或因其他意外碰伤孩子的上嘴唇，碰松、砸断孩子乳门牙的事在口腔科急诊中经常会遇到。再比如说打篮球被别人碰掉了门牙；骑自行车不慎摔掉了门牙；跑步脚下一滑也可能摔掉门牙等。也包括在用餐时猛然咬到硬物或者啃排骨、吃坚果等等，都可能造成不同程度的牙损伤。牙齿遭受异常外力后，出现牙齿活动、折断或脱位时统称为牙损伤。牙齿损伤在临床上表现为：牙挫伤、牙折断和牙脱位。牙挫伤时主要是牙周膜损伤，损伤较轻者不需要做特殊处理，只要在1～2周内避免用伤牙咀嚼食物就可以了。如果是牙折和牙脱位，就要及时到医院就诊。

在幼儿学走路时，监护人或家长一定要在旁边保护。参加体育运动或户外活动的人，也要注意保护您的门牙，不要用牙咬过硬的东西。拥有一副健康洁白的牙齿，您将会终身受益。

2.8.4 外出旅游莫忘口腔保健

现代生活中，外出旅游逐渐成为许多人新的生活时尚和首选的度假方式。也有相当多的人常常频繁穿梭于东西南北、国内国际，外出成为家常便饭。或许您正准备外出旅游或办理业务，游程安排得很满，或工作任务很重，但千万要留一份关爱给自己，那就是注意您的口腔保健。应注意些什么呢？

(1)带上您的牙具，清洁好您的口腔。虽然时下的宾馆饭店都备有一次性的牙具，但据全国牙防组不久前的调查结果，这些一次性牙具中一半以上的牙刷质量不合格，用这样的牙刷刷牙对您的牙齿害处大于益处。另外，若到边远地区或比较落后的国家，农家小店或有些国家的饭店里可能不提供牙具。尤其是不少短期旅游的人，嫌麻烦不带牙具或带了却不用，认为几天不刷牙坏不了，而不注意口腔清洁。殊不知许多人口腔疾病的发生就是由于存在这种松懈思想和侥幸心理，预防不到位，小病拖大。更何况几天不刷牙，食物残渣堆积牙面，一张口口臭四溢，于己于人都显尴尬，岂不大减游兴？

⑵调节好您的饮食，安排好您的起居。旅途劳顿，几乎人人都有体会。不少人旅途一改平时规律的生活习惯，暴饮暴食，大肆酗酒抽烟，玩起来更是通宵达旦，谓之“放松”。这种想法无可厚非，但做法却不利于健康，加之相当多的人旅途以方便食品充饥，营养摄入不足，加上大量消耗体能，抵抗力下降，疏于刷牙或草草刷牙，忽视口腔卫生，导致复发性口腔溃疡、口角炎等口腔粘膜病和牙髓炎、牙周炎及根尖周炎等多种口腔疾病甚至全身疾病的发生。有些人则以吃零食作为旅途消闲的方式，而不注意清洁牙齿，既影响食欲，也不利于口腔健康。

⑶备好您的伞具和衣物，防晒防雨防寒。太阳暴晒可诱发日光性皮炎、唇炎、口角炎及牙髓炎等。淋雨或受风寒导致抵抗力下降，也可诱发多种口腔疾病。

⑷牙病患者最好等治愈或好转后再外出。牙病虽不算大病，但旅途若出现牙痛，可能会使您坐卧不宁，寝食不安，不仅游兴尽扫，而且饱受牙病困扰，还有可能诱发更严重的疾病。因为您发病的时间和地点不一定能及时治疗您的病。

总之，不管您长期过羁旅生活，还是节假日乘兴旅游，切莫忽视口腔保健。齿洁口爽，轻轻松松，才能品茗尝鲜，体味心旷神怡的韵味。

2.8.5 您知道口腔保健操吗

口腔保健操是根据祖国传统医学中健齿固齿的方法和现代理论相结合而编排的口腔保健操，目的是加强口腔保健，提高口腔健康

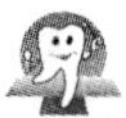

水平，增强体质。共分5节。

⑴揉穴　以手指分别揉按两侧下关、颊车穴位，有疏通口腔经络，促进血液循环，增加唾液分泌作用。

⑵叩齿　上下颌牙齿相互轻叩，先叩后牙，再叩前牙，不可用力太大，其作用是保护牙齿坚固，增进牙周组织的抵抗能力和咀嚼功能，预防牙周疾病。

⑶搅海　就是用舌尖舔牙齿的腭侧、舌侧的牙龈，有促进血液循环，清扫软垢和食物碎屑的作用。

⑷漱津　右手按摩上颌，左手按摩下颌，可左右交叉进行。当口腔内的唾液增多时，将所生津液（即唾液）鼓漱数次，然后咽下，有加强牙周代谢，减少口腔细菌，增强抗病能力之功效。

⑸运动　做下颌运动，即做张口、闭口、下颌前伸和向左右侧运动，速度要慢，不可用力过猛，具有强健颞颌关节的作用。

也有人集我国古代健齿之要领，提出与之类似的口腔保健操。即每天早晨醒来和临睡前坚持做上下牙相互叩击，开始时轻叩十几下，以后逐日增加叩击次数和力量，达到每次叩击50次左右；每次饭后用茶漱口，让茶水在口腔内反复运动，冲刷牙齿及舌头两侧；每天做一两次闭口鼓腮的漱口动作，同时舌左右转动。此法可使口腔唾液分泌增多，使牙面、牙缝和口腔粘膜受到一定的冲洗，从而增加口腔的自洁作用，提高牙齿的抗病能力；用洗净的拇指和食指顺着一定顺序按摩牙龈，每次10分钟，每天2～3次；口唇轻合，以鼻呼吸，舌头上卷，并一弛一张地顶撞上腭。

口腔保健操贵在坚持，长此以往，必有收效。

2.8.6 性传播疾病在口腔方面有哪些主要表现

性传播疾病，是指与性行为密切相关的各种传染病。它包括梅毒、淋病、生殖器疱疹、尖锐湿疣、艾滋病等。一旦染上性传播疾病，会给本人、家庭和社会都带来不幸。近20年来，我国性传播疾病发病率呈增长趋势。因此，性传播疾病的控制是当务之急。

口腔疾病往往是某些全身性疾病的早期征兆，许多性传播疾病会在口腔粘膜上有所反映。这对疾病的诊断和控制传染源有着重要意义。

梅毒在口腔有唇部下疳，主要表现为巨唇、溃烂、疼痛、脓性分泌物、局部淋巴肿大；舌部下疳，多表现为舌前区覆盖有灰色假膜，按之稍硬，疼痛不明显，颌下淋巴结肿大。二期梅毒可在感染后 9～12 周发生，为全身性多部位损害，在口腔方面表现为梅毒性口炎和梅毒性粘膜斑。

淋病在口腔中表现为淋球菌性口炎：唇、颊、牙龈、口底的粘膜充血，出现红斑，甚至为火红色粘膜面，也可以发生直径为 2～3 厘米的溃疡，表面覆盖有黄白色假膜。

尖锐湿疣在口腔可累及唇、颊、舌、腭、龈和口底部，初起为淡红色丘疹，以后逐渐增大增多，融合后形成乳头状赘疣，如菜花状，颜色暗红、灰白或灰黄，表面湿润、柔软，可出现恶臭。

艾滋病，是由人类获得性免疫缺陷病毒引起。本病的特点是患者的细胞免疫功能严重缺陷，失去对外界感染的抵抗能力，容易发生感染和恶性肿瘤，最终导致死亡。艾滋病患者在口腔可出现：①顽固性的口腔念珠菌病（俗称雪口），可累及整个口腔甚至整个胃肠道；②“毛状”口腔粘膜白斑，主要在舌缘舌腹面，多为双侧舌粘膜出现凸起的白色斑块，表面有“毛刺”，难以擦掉；③口腔疱疹，以单纯疱疹多见，常伴有生殖器皮肤疱疹；④牙龈肿胀、出血、疼痛，常伴有坏死性龈炎或龈口炎；⑤突发性单侧或双侧颊部麻木、无原因的全口牙痛、面颊部感觉异常。

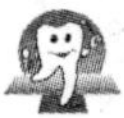

2.9 如何从中医角度预防口腔内科疾病

2.9.1 单纯性口臭怎样防治

因不注意口腔卫生或不良饮食习惯引起的口臭，就是单纯性口臭。防治方法：①进餐不宜过饱，尤其是晚餐；②少饮酒，过量饮酒易生胃火；③睡前不吃零食；④饭后漱口，睡前刷牙；⑤防治便秘，保持大便通畅。

中医认为口臭是胃火或胃湿热的表现，常以中药治疗，效果良好。儿童可用藿香 10 克，煎成水剂，供一日量漱口用，一周即可。

成人舌红而苔不腻者，服用泻黄散：藿香 9 克，防风 9 克，生石膏 30 克，生甘草 4 克，焦栀子 9 克，煎服，每天 1 剂，7 天即可。

舌苔腻者可服清胃散：焦栀子 10 克，生地 10 克，当归 10 克，生甘草 4 克，谷芽、麦芽各 9 克，生山楂 9 克，煎服，每日 1 剂，7 日即可。

2.9.2 中医健齿种种

中医认为：肾主骨，齿为骨之余，肾气衰，发堕齿槁。肾气强盛，骨髓坚固，则齿牙莹白璀璨。肾气虚弱，无以荣骨髓，故令牙齿枯槁而黄黑。我们临床上所见牙齿松动、脱落、齿枯、齿槁、龈肉退缩等症多为肾气虚损所致。古人也注意到了牙齿随着人体的生长发育而生长和衰退：丈夫八岁齿更，三八真牙生，七八齿槁。女子七岁齿更，三七真牙生，七八齿槁。齿色黄者，长也；色白者，幼也，是皆长幼之常，非疾病之变。

有了这些理论依据，古人还创造出了多种牙齿保健方法，这其中主要有方药和保健操。如利用独活丸治疗齿根暗黑（既牙根面龋），地黄丸治疗牙齿松动、龈肉退缩等症。保健操的种类就更是多种多样，融会了推拿按摩、功能锻炼等多种科学方法，在我们今天看来，仍有很高的临床应用价值。

牙齿的轻度松动可采用每天早起用食指按摩牙龈10分钟，配合早晚按摩颊车、手三里、合谷穴1分钟来治疗。叩齿每日坚持5分钟，可以促进血液循环和组织代谢、锻炼肌肉和保护皮肤、促进涎腺分泌和清洁口腔，达到增强牙体稳固性和牙周功能锻炼的目的。具体方法是：口微闭，然后上下牙齿以4×8拍律互相轻叩作响，用力不能太大，所有牙齿都要叩到，坚持一段时间就能见效。

由于古时的人没有条件刷牙，他们就特别注意漱口的作用，方法也有很强的科学性：闭口鼓动两颊、唇、舌，使口腔内充满唾液；或口含清水，以相当于4×8拍律漱动，漱毕吐出。现代医学证明，唾液确有杀菌清洁作用，我们不能不感叹古人思想的独到之处。咬牙与运舌：端坐，目视前方，咬紧上下颌牙齿，然后用舌舔腭、口底和上下颌、舌腭侧牙龈，这同样是清洁牙齿的一种有效方法。

以上介绍的这些中医护齿方法，主要起到预防和功能锻炼的作用，并不能代替现代医学的治疗手段。如果您的牙齿已经有龋齿或者有牙周病的症状，您还是要到口腔专科请医生给您治疗后，再配合上述方法才能取得比较好的疗效。

（口腔颌面外科）

2.10 颌面部感染为什么常见

口腔颌面部位于呼吸道、消化道的起始端，通过鼻腔、口腔直接与外界环境相通，使口腔与外界环境中致病菌接触的机会大大增加；同时由于口腔、鼻腔、副鼻窦等特殊的解剖结构，以及这些部位的温度、湿度均适宜细菌在此“定居”；加之口腔能为细菌提供各种营养，这样就为各种微生物在口内“定居”、“繁衍”提供了良好环境。这些微生物在口腔内相互协作、互相制约，与口腔构成了人体复杂的生态系——口腔微生态系，并经常保持着微生物之间，微生物与人体口腔之间的动态平衡。如果外界或内在（人体本身）环境改变，如局部损伤、手术、饮食、卫生习惯改变，全身抵抗力下降，均易导致菌群的失调而致病。此外，颜面部皮肤的毛囊、汗腺、皮脂腺也是细菌寄居的地方，如果局部损伤，卫生条件差，抵抗力下降，也易招致感染。

2.10.1 哪些人易患颌面部感染

口腔内正常菌群、外来病原菌的污染，不一定都会发生感染。感染的发生一方面取决于细菌的种类、数量和毒力；另一方面还取决于机体的抵抗力、感受性、患者的年龄、营养状况及感染发生部位的解剖特点等多种因素。其最终的结果是口腔生态平衡的破坏。所以，凡是能改变或影响双方力量对比的因素均易导致感染的发生，尤其是下列几种情况的人：①口腔颌面部卫生差的人；②口腔颌面部损伤、手术后；③长期服用广谱抗生素或使用抗生素不当者；④长期服用免疫抑制剂、激素或放疗、化疗后；⑤患血液病、恶性肿瘤、消耗性疾病、消化系统疾病致营养不良者；⑥先天性或获得性免疫缺陷者（如艾滋病）；⑦小儿或老年人；⑧口腔局部解剖结构异常者，机体抵抗力降低者。

2.10.2 颌面部感染能预防吗

颌面部感染是常见病，这是由颌面部的解剖结构和生活环境所决定的。但是如果我们能运用科学的方法，采取正确的手段和措施，是可以预防的。由于近年来卫生知识的普及、医疗条件的改善、治疗措施的改进和新的有效的抗生素的使用，其发病率已明显地降低了。那么如何预防呢？

颌面部感染可分为内源或外源性感染。外源性感染有 3 个流行环节，即：感染源、传播途径和易感人群；内源性及自身感染也有类似环节，即贮菌库、易位途径及易感染生存环境。前 3 个环节是病菌在人群之间传播，后 3 个环节是病源微生物在人体内不同部位（即不同微生态环境）间的易位，其最终归宿当然是口腔颌面部局部生态平衡破坏。知道了感染流行环节，我们控制或切断任一环节，即可预防感染的发生。如：控制或消灭传染源，切断传播途径，尽量避免外伤、手术、插管及其他诊疗措施的损伤，提高易感人群的抵抗力等。

2.10.3 一些常见颌面部感染的预防

1．“冠周炎”的预防

智齿冠周炎是智齿萌出不全或阻生时，牙冠周围牙龈组织发生的感染性疾病。临床上以下颌智齿冠周炎最常见。其预防要点如下。①注意口腔卫生，饭后及时漱口、刷牙，以减短食物在口腔内停留时间。②注意饮食的结构，减少或及时消除食物嵌塞。如果把漱口、刷牙比作是普遍撒网的话，那饭后使用牙签、牙线就是重点突破了。③避免受凉、感冒、过度劳累，提高机体抵抗力。④必要时，如反复食物嵌塞，可拔除智齿，以“斩草除根”。

2．“寸耳寒”的预防

“寸耳寒”，医学上叫流行腮腺炎，是腮腺炎病毒所引起的一种急性呼吸道传染病，其临床表现是非化脓性腮腺肿胀，疼痛伴发热。其预防要点如下。①避免接触传染源，腮腺肿块前 6 日至后 10 日都具有传染性。由于其是通过呼吸传染的，所以正常人与患者应“保持距离”，尤其是幼儿。②增强自身抵抗力，尤其对年老、年幼、体弱者，应根据天气冷暖及时添减衣物，避免感冒，合理营养，适度运动，合理安排作息时间，避免过度劳累，以增强机体抵抗力。

3．颌面部长“疮”不能随便挤压

面部皮肤是人体毛囊及皮脂腺最丰富的部位之一，又是人体最暴露的部位。其接触外界灰尘、污物、细菌的机会自然多，也易招致损伤，因此面部长“疮”的机会大大增加。“疮”多指医学上讲的疖或痈。所谓“疖”，是单个毛囊及其附件（皮脂腺、汗腺）的急性化脓性感染；而“痈”指多个相邻毛囊及其附件的急性化脓性感染，其致病菌主要是毒力较强的金黄色葡萄球菌。由于颜面部众多表情肌及唇部的生理性运动，使感染部位受到不同程度的压力，从而易导致感染的扩散。尤其是位于下唇部及鼻周的区域的“疮”，因该部位静脉瓣少，致病菌易向脑部“逆行”，而易引起死亡率很高的颅内海绵窦血栓性静脉炎，所以医学上称此区为“危险三角区”(图9)。如果人为的挤压，本意是将“脓头”挤出，殊不知这一“挤”，则大大增加了感染扩散的机会，并可铸成致命的“千古恨”。所以面部的“疮”切忌挤压、热敷、挑刺、烧灼，位于唇部的“疮”还应限制活动，“少动为佳”。

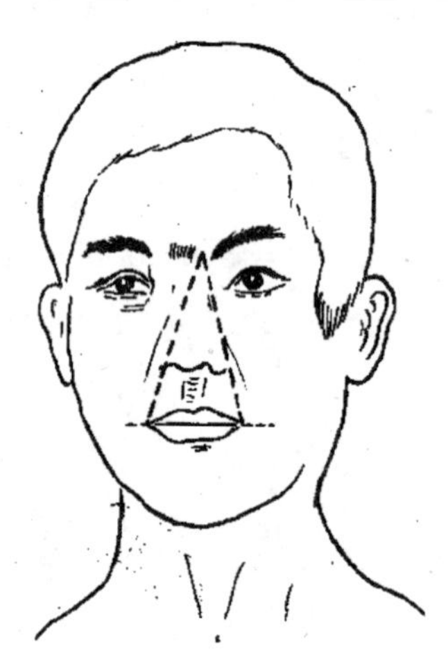

图9 危险三角区

4．颌面部外伤后感染的预防

我们知道，人体口腔、鼻腔、鼻窦内存在着大量细菌，“和平时期”在各菌种之间以及与人体之间保持着口腔微生物系的动态平衡，各自也相安无事。倘若面部一旦受伤，流出的血液就成了病菌的“食粮”，伤口也成了其向人体深部入侵的“门户”。加之伤后患者代谢加强，急需补充营养，可受伤部位不同程度影响伤者的正常进食，从而降低了人体的抵抗力，这样颌面部感染的机会就增加了。尤其是颌面部战创伤，感染率高达 20%。所以，颌面部伤后感染的防治极为重要。对颌面部感染的预防我们强调一个“早”字：①伤后尽早就诊，勿抱“自愈”的侥幸心理采用“拖”的态度，从而失掉将“敌人消灭在萌芽状态”的时机。②如离医院较远，应尽早包扎伤口，防止外界病菌再次污染伤口，以免“内外受敌”。③伤后尽早应用广谱抗生素预防感染。

2.11 颌面部肿瘤常见吗

2.11.1 哪些因素可致颌面部肿瘤发生

以下一些因素可导致肿瘤发生的几率升高。

⑴烟、酒嗜好者　烟草致癌，特别是口腔、口咽和肺癌已被公认。烟草中的致癌因素主要是化学物质苯芘。嗜烟的人不仅易患口腔癌，而且在癌肿被治愈后如继续吸烟，则发生第二原发癌的机会也大大增加。

一般认为：纸烟主要引起肺癌；而吸烟斗、雪茄或咀嚼烟草则主要导致唇癌及口腔癌。吸鼻烟者其口腔癌的发生率比无此习惯者要高 2～4 倍，其好发部位主要为颊粘膜、牙龈和磨牙后区。

饮酒可以增加发生口腔癌的相对危险性，发生率可随饮酒量的增加而上升。其机制为：①酒精本身具有细胞毒性和溶剂的性质；②损害肝网状内皮系统的化学解毒作用及生物转化作用；③大量饮酒者常出现细胞免疫功能的高度抑制。

应当引起重视的是：同时兼有烟酒嗜好者其发生口腔癌的机会更多，比单独嗜烟或单独饮酒者要高出 2.5 倍。如果是大量吸烟或大量饮酒，则发生口腔癌的几率更高。目前对大量的含义是指：①纸烟每日 20 支以上；②饮高度酒每日 75 毫升以上。

⑵紫外线与电离辐射　早已有资料指出：唇癌多见于户外工作，长期暴露在日光下者，特别是农民、渔民或牧民，被认为是接受过量紫外线辐射的缘故。电离辐射致癌主要为医源性，职业性者较罕见。X 线及放射性物质可诱发皮肤癌及骨肉瘤。近年来临床上发现，

因放射治疗而引起的继发性放射性癌也日益增多，已成为多原发癌病因方面的重要研究课题。放射性癌均在放疗区内，可发生在口腔内任何部位。放射性癌的潜伏期均较长，至于引致癌变的放射剂量，中剂量比高剂量更易诱发。

⑶慢性刺激与损伤　人们早就发现：在锐利的牙嵴、残根以及不良修复体的相应部位，经长期慢性刺激后可发生癌变，尤其好发舌癌及颊粘膜癌。在口腔内，由于口腔卫生等关系还常常伴有慢性炎症存在。慢性炎性刺激，再加机械性损伤可能成为促癌因素。

⑷生物性因素　在生物性致癌因素中主要是病毒。目前已发现的 600 多动物病毒中，约 1/4 具有致肿瘤特性。

⑸营养因素与肝功能紊乱　实验证明，缺乏维生素 A 及 B_2 的动物，易被化学致癌物诱发肿瘤，包括口腔癌、皮肤癌以及涎腺肿瘤。体内微量元素种类很多，其种类、量及比值的变化都可引起疾病，同样也有可能导致肿瘤的发生。近年来，微量元素硒与癌症关系研究较多，发现口腔癌患者的红细胞硒与血浆硒水平明显低于癌前病变患者和健康人。除硒以外，发现口腔鳞癌患者癌组织中钙的含量有增高，锌 / 铜比值增大。国内也有其他研究报道指出，口腔颌面部恶性肿瘤与口腔鳞癌患者头发中的锌含量下降。

临床及实验研究都已注意到肝功能紊乱与口腔癌的发生有一定关系。国外有报道，口腔癌患者中有肝硬化的比例几近 60%。

⑹机体免疫状态　目前大都认为，机体抗癌的免疫反应是通过免疫监视作用来实现的。如果机体出现了免疫缺陷，则可逃逸监视，从而使肿瘤发生和发展。临床上，癌肿多见于老人。据测定，40 岁以后血液中胸腺素浓度就开始降低；50 岁以后皮肤迟发性变态反应性下降；70 岁以上老人的血循环内 T 淋巴细胞绝对计数明显减少。原发性或先天性免疫缺陷病各有 2%～10%的患者发生肿瘤，比普通人群发生肿瘤的机会要高出 100～1 000 倍以上。继发性或获得性免疫缺陷病包括艾滋病及因医疗原因而行免疫抑制者，也容易伴发恶性肿瘤。

⑺遗传因素　遗传疾病与肿瘤发生关系的研究近年来亦颇受重视。迄今为止，已发现有 200 余种遗传病与肿瘤的发生有关。癌症患者可有家庭史。科学家认为：癌症的遗传规律颇为特殊，绝大多数癌症的遗传规律是以“易感性”的方式表达出来；新代遗传的并不是癌症的本身，而是一种容易患癌的个体素质，需要一定的环境因素才能作为其发病条件。

人染色体中存在着癌基因，同时也有与癌基因相对应的人体抗（抑）癌基因的存在。这个发现为将来的基因治疗开辟了广阔的前景。

⑻精神及内分泌因素　在临床上也可以观察到一些肿瘤患者起病前有严重的精神创伤史，或发病后仍然保持不正常的精神状态。精神过度紧张，心理平衡遭到破坏，造成人体功能失调，可能是肿瘤发生发展的有利因素。早已证明，内分泌功能紊乱可引起某些肿瘤。患乳腺癌及宫颈癌后，发生口腔及口咽癌的机会均大大增加。女性涎腺癌患者再发生乳腺癌的危险为正常人的 8 倍，说明内分泌失调对肿瘤的发生和发展也有一定的关系。

⑼医源性致癌　医源性致癌主要指放疗及化疗致癌。因此，应严格掌握放疗及化疗的适应证，因为他们具有二重性，既可“治”癌，又可“致”癌。

2.11.2 中医对颌面部肿瘤发病的认识是什么

中医学对于口腔颌面部肿瘤早有记载，如“茧唇”、“舌菌”、“舌疳”、“牙岩”、“翻花癌”等。多数文献认为，肿瘤发生的原因主要是七情郁结和正气虚衰。此外，六淫可使经络阻滞，气血不合，营卫不行，发而为瘤。还有饮食、丹石中毒等均可成为致病因素。饮食不节、过食煲焙煎炒，不但可致脾胃积热，也是一种外在刺激因素。

口腔颌面部肿瘤所反映的脏腑，经络病变，与脏腑表里、经络分布上有关，也与肿瘤的性质有关。从部位来讲，口腔颌面部肿瘤多属阳明经或少阳经病变。从脏腑表里来讲，唇癌、口腔粘膜癌、牙龈癌等与脾胃有关，舌癌与心脾有关。从肿瘤性质来讲，软组织肿瘤与肝、脾有关，血管瘤与心有关，骨组织肿瘤则与肾有关。

口腔颌面部恶性肿瘤患者的中医辨证有其一般的规律。从表里辨，几乎100%属于里证。从虚实辨，除个别早期病中飕，一般均属虚证；其中又以阴虚或气阴两虚为主，阳虚、气虚则较少。虚证除表现在体质外，还常表现在脉象上，例如可出现沉、迟、细脉，特别是还发现可有尺脉的缺如或微弱。以寒热辨，绝大多数属虚热证（阴虚火旺或阴虚内热）。以阴阳辨则100%又属于阴证，只有在继发感染的情况下可出现阳证。

2.11.3 颌面部肿瘤的预防原则是什么

与20世纪70年代比较，目前口腔颌面部肿瘤患者的5年生存率虽有较大幅度提高，但效果尚不能令人满意。原因是现在癌症的治疗大都是一种“癌后治疗”，即在癌症已形成之后。倘若能在癌症形成之前，利用现有的技术手段早期发现异常之后即进行积极治疗，把癌变过程阻断在癌前阶段，定能收到更好的疗效。因此，肿瘤的诊治工作必须贯彻“预防为主”的方针。

癌症的预防一般可分为3级：Ⅰ级预防为病因学预防，是降低发病率最根本的措施；Ⅱ级预防主要是贯彻“三早”，即“早发现、早诊断、早治疗”，以提高治愈率；Ⅲ级预防系指以治疗患者为主，其目标是根治肿瘤，延长寿命，减轻疼痛及防止复发。根据上述概念对口腔颌面肿瘤的预防包括以下内容。

除去病因是最好的预防方法。对口腔颌面部肿瘤的预防应消除外来的慢性刺激因素。处理残根、残冠、错位牙，磨平锐利的牙尖，去除不良修复体，以免口腔粘膜经常受损伤和刺激，从而避免诱发癌肿，特别是舌、颊及牙龈癌。

注意口腔卫生，不吃过烫和有刺激性的食物，戒烟、酒；在户外曝晒或在与有害工业物质接触下工作时，应加强防护措施；避免精神过度紧张和抑郁，保持乐观主义精神，对预防肿瘤的发生均具有一定的意义。

改善环境，也能消除致癌因素。饮水加氟后，不但龋病的发病率有所控制，口腔癌、食道癌的死亡率也有所降低。从医源性致癌观点来看，除恶性肿瘤外，应该反对对良性病损或肿瘤应用放疗或化疗。即正确掌握放、化疗的适应证。

加强防癌宣传，应使群众了解肿瘤的危害性，提高对肿瘤的警惕性；使群众能了解一些防癌知识，加强自我保健能力。认识癌前病损及早期症状的特点，怀疑时应进行检查，及时发现肿瘤，早期治疗。肿瘤的发生与机体衰弱和慢性疾病有关，开展群众性体育活动，可防止机体衰弱和少得疾病。

早期恶性肿瘤是可以治愈的，但到了晚期治疗效果就很差。早期肿瘤由于症状多不明显或与有关疾病的症状相类似而易被忽略。采取防癌普查，能早期发现肿瘤，早期诊断，并得到早期有效的治疗，也是提高治愈率的最有效措施。肿瘤的普查一般 3～5 年进行一次。易感人群应建议他们每年 1～2 次到专科医院进行常规检查。

对癌前病损和癌前状态都应予以充分重视，因为他们都可发生癌变，只是在发生率以及时间上的差别有所不同而已。

2.11.4 什么是肿瘤高发人群或易感人群

高发人群或易感人群是泛指：①由于环境因素、生活习惯等形成的某些高发地区，如有咀嚼烟叶、槟榔习惯地区的人群；②某些特定的与职业有关的人群，如长期接触放射线或镍、铬等重金属的工作；③高龄（一般指 50 岁以上）人群；④曾接受过放疗或化疗（包括曾进行过器官移植，接受过化疗者）的人群；⑤已发生过肿瘤或具有癌前病损的人群；⑥具有遗传倾向的肿瘤家族。

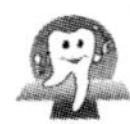

2.11.5 颌面部肿瘤预防新进展

化学预防是近年来在肿瘤预防工作中提出的一个新概念。肿瘤的化学预防指应用天然的或合成的药物或物质，干扰形成恶性肿瘤的致癌源，从而达到预防的目的。按化学性预防药物或物质的作用机制分为两类，即阻断类和抑制类，包括以下化合物：①酚类化合物；②吲哚或葡萄盐基类化合物；③类胡萝卜素或维酸类；④鸟氨酸脱羧基酶抑制剂或非固醇类抗炎药物。

以上的一些化合物曾被在实验中证实有抗癌细胞增殖及使癌细胞凋零的作用，其中特别是β胡萝卜素及维甲酸在实验中被证实具有预防仓鼠颊囊诱发癌等作用。临床上的研究发现：经常食用蔬菜和水果可以起到预防发生口腔癌、口咽癌和降低死亡率的作用：每日食用绿、黄色蔬菜者与非每日食用蔬菜者相比较，其发生口咽癌的危险性明显降低。

上述资料表明，人们的生活习惯，特别是饮食习惯对口腔癌的发生、发展确有很大影响，提倡每日多进食绿色蔬菜及水果，将是预防的主要方式。

2.11.6 如何用现代医学手段早期诊断颌面部肿瘤

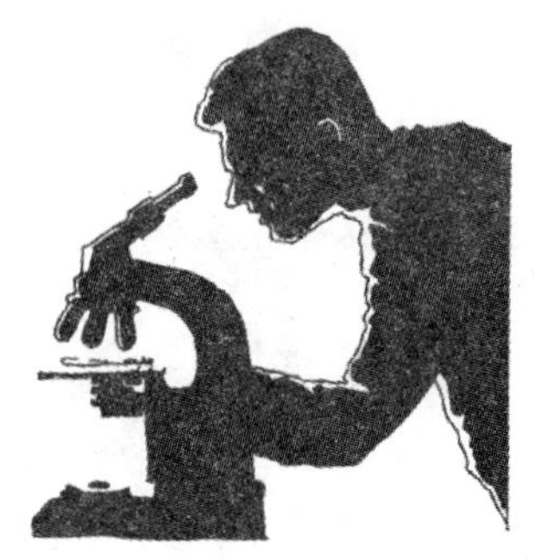

早期发现、正确诊断及时治疗是根治恶性肿瘤的关键。由于口腔颌面部肿瘤一般多发生于表面，患者一般都能发现，只要及时就诊，早期发现、正确诊断还是可以做到的。然而对早期位于颌面深部的肿瘤，如上颌窦、翼腭凹等部位的肿瘤早期诊断则有一定困难。因为大多数患者带着能“拖好”的侥幸心理，即使肿瘤早期轻微不适的表现，往往也不能引起患者重视，这样就失去了早期诊断的机会，导致来就诊者多是肿瘤的中晚期。既然早期发现、诊断颌面部肿瘤，尤其是恶性肿瘤对我们如此重要，那如何能做到早期发现呢？

⑴及时就诊　如出现不明原因口腔颌面部溃烂，包块或单侧局部隆起，一般经过2～4周以内的抗感染等治疗无缓解或有进行性长大趋势者，应怀疑肿瘤，赶快到正规医院就诊，以鉴“真伪”。随着现代医学的飞速发展，诊疗的手段愈来愈先进，借助于这些检查手段，大都能验明其“正身”。如怀疑肿瘤来源于骨，可行X线平片或CT检查；如怀疑肿瘤来源于深部软组织可行CT、MRI（核磁共振）检查，超声检查也利于良恶性的鉴别。恶性肿瘤患者的血液、尿液等体液中存在一些特殊的化学物质，这类物质通常以癌胚抗原（CEA）和酶蛋白的形式表现出来，由于这些物质主要由肿瘤细胞产生，分泌和释放，故医学上称为“肿瘤标志物”。因此我们可通过查血、尿等化验也可鉴别、诊断肿瘤。当然，尽管我们上面讲了许多的诊疗手段，结合临床多能做出正确诊断，但确切诊断还需依靠病理检查，即前者的诊断可理解为“可能性大”“极有可能”“高度怀疑”，但不能“肯定是”，只有切除肿瘤、经病理检查后才能确诊。

⑵及时复诊　临床上我们还可见到这样一种情况，尽管经过很多检查但仍不能明确诊断，或成为肿瘤的可能性小，但又不能完全排除，这时医师会建议患者按可能性较大的诊断进行治疗。如果是此病，则经过一段时间治疗后病情就有所变化：缓解或治愈；反之则可排除此病做进一步诊断，医学上把这个过程叫“诊断性治疗”。由于给予一段时间治疗后需观察病情的变化，故医师会嘱咐患者及时复诊，“以观后效”。其中一部分患者因“路途遥远”或“麻烦”而半途而废，结果是“拖”到迫不得已时再就诊，此时“颇已晚矣”。

⑶定期检查　这对于“早期”发现肿瘤极为重要，尤其是对易患肿瘤的高发人群，如有肿瘤家族史者，嗜烟酒者，长期接触化学药品或辐射者，口腔卫生差、有“烂牙齿”未及时拔除者或不合适的假牙、长期咬合创伤者等。

总之，我们应对肿瘤有足够的警惕性，将其消灭于“萌芽状态”，但也不必“草木皆兵”。因为肿瘤的发病率不算太高，而其中恶性肿瘤更少，即便是，早期发现也是可以治愈的。

2.12 哪些因素会导致颌面部畸形

2.12.1 遗传因素与颌面部畸形

所谓遗传是指精子细胞和卵子细胞在受孕时就因遗传基因而决定了的个体发育特性。近 20 年来，人类学和遗传学的研究，使人们认识到遗传在畸形病因学中的重要地位。遗传是生物体的特性，也是生物体本身的生活及其发展需要的一定条件，同时对外界环境有一定的反应能力。遗传因素和环境因素是相互影响、相互制约的，因而有不同的表现形式。亲代无论在外部形态、内部结构、还是在生理功能上等特点，在子代都可表现，这种亲代传给子代的现象就是遗传。但是，子代与亲代之间，子代各个体之间又并不完全相同，这种现象就是变异。目前关于颌面部畸形的遗传传递方式的说法主要倾向于多基因遗传现象。基因是遗传的基本单位，由于子代受两个亲体遗传特征及其复杂外界环境的影响，表现在各种畸形呈现多样化和复杂化。

在生产高度发展、生活环境受到不同程度污染的今天，人类先天性畸形的发生率有明显增长的趋势。20 世纪 50 年代末，通过实验性胚胎学研究，认为畸形发生的因素有化学因素、物理因素、生物因素以及先天性遗传因素等。归纳起来是遗传因素和环境因素两大类。

人类的许多遗传疾病是由于人类史上不止一次因外界或自身因素发生基因突变而形成的，如白化病、血友病、色盲、鱼鳞症、肌肉退化症等。基因突变率在高等动物中，约每 100 万个中为几个到几十个之间。实验证明，基因也可因外界条件的影响发生突变，其性质和天然突变相似，但突变率大为增加。

有些颌面部发育畸形的患者，可发现在其直系亲属或旁系亲属中也有类似的情形发生，因而认为颌面部畸形与遗传有一定的关系。流行病学调查表明，在直系亲属中有唇腭裂畸形者，其后代的唇腭裂发生率比亲属中无唇腭裂畸形者要高。遗传学研究还认为唇、面、腭裂均属于多基因遗传性疾病。

2.12.2 疾病因素与颌面部畸形

与颌面部畸形有关的疾病包括以下几类：

⑴炎症　儿童发育过程中发生的颌面部软组织的炎症常可导致成年后的颌面部畸形，但一般不引起组织缺损。颌面部的炎症常常引起颌骨坏死，溶解或分离排出，造成不同程度的颌面部畸形。炎症除可引起骨质缺损，也可影响颌骨生长发育中心导致畸形。例如炎症破坏髁状突使下颌骨一侧发育障碍而造成左右面部不对称畸形。另外，梅毒、结核等疾病都可引起颌面部软硬组织缺损与畸形，如晚期梅毒可导致腭部穿孔、胎儿鼻发育畸形等。

⑵外伤　随着工业与交通事业的发展，生活、生产中意外伤害，交通事故伤，烧伤引起的颌面畸形与缺损十分常见，例如儿童时期下颌骨跌伤可能造成张口受限，随生长发育还可引起颜面不对称、小下颌畸形等。

⑶肿瘤　颌面部肿瘤本身就可造成一些颌面部畸形，因为肿瘤的生长过程中会压迫周围正常组织造成不对称畸形。而恶性肿瘤则多数由于扩大手术治疗后而致不同程度的缺损或畸形，而且往往是软、硬组织复合缺损，功能障碍及外貌毁损自然也较严重。

⑷医源性因素　指由于医疗本身所造成的颌面部畸形与缺损。这类畸形或缺损的形成有一些是目前尚不能完全避免的，如肿瘤的放射治疗而引起发育抑制及组织萎缩性变，特别是放射性骨坏死而导致的组织缺损；但也有一些畸形是因为医生的手术设计不当所致，

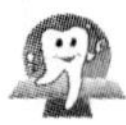

如过大的颊部软组织手术可因为修复设计不当而导致瘢痕挛缩引起张口受限。

2.12.3 孕期中的危险致畸因素

这些因素主要指胚胎生长发育中母亲本人或外界因素影响胎儿发育而导致的畸形。在妊娠期头 3 个月内，母体的生理状态受到侵袭或干扰时，就可能影响胎儿颌面部的生长发育。因此，下列因素都有可能成为影响胚胎发育的原因：

⑴营养缺乏　在实验动物研究中发现，小鼠缺乏维生素 A、B_2 及泛酸等食物成分则可以产生包括腭裂在内的各种畸形，而人类是否也会因缺乏此类物质而导致先天性畸形的发生还不十分明确，但有人曾调查过唇腭裂患儿的母亲，有的在怀孕早期因妊娠性呕吐或偏食而有明显的钙、磷、铁及维生素缺乏，所以妊娠早期的营养缺乏可能是发病诱因之一。

⑵感染和损伤　母体在妊娠初期如遭受某种损伤，特别是能够引起子宫及其邻近部位的损伤，如不全人工流产或不科学的药物堕胎等，都能影响胚胎的发育而导致畸形。母体罹患病毒感染性疾病如风疹、麻风甚至流感等，也能影响胚胎的发育而成为唇腭裂等颌面部畸形发生的可能诱因。

⑶内分泌的影响　大量的动物实验研究证明，给怀孕早期的小鼠注射一定量的激素（如肾上腺素或地塞米松等）后，其子代可以发生腭裂畸形。临床上也可见到有些妊娠早期的妇女因患病而使用激素治疗后出生的婴儿即患有某种先天性畸形。此外，在唇腭裂患儿家族史的调查中，也发现有的母亲在怀孕早期曾有过各种明显的精神创伤因素，推论可能因而出现应激反应，导致体内肾上腺皮质激素分泌增加，而诱发先天性畸形。

⑷药物因素　多数药物进入母体后都能通过胎盘进入胚胎。有些药物可能影响胚胎的发育而造成畸形，目前已知的抗肿瘤药物(如

环形酰胺、氨甲喋呤等)、抗惊厥药物(如苯妥英钠)、抗组织胺药物以及治疗妊娠性呕吐的敏克静和某些安眠药物（如沙立度胺）等均可导致胎儿畸形。如在孕期接触一些化学物质，如苯、氯乙烷、铅、汞等物质也是诱发胎儿畸形的因素。

⑸物理损伤　如在胎儿发育时期，孕妇频繁接触放射线或微波等均可能影响胎儿的生长发育而成为颌面部畸形发生的诱因。通过类比法临床和实验的结果很相似，如 1945 年在日本发生原子弹爆炸的时候，新生儿的母亲受到放射危害，就出现了多发性畸形，尤其颌面畸形。

⑹烟酒因素　根据医学调查的资料表明，妊娠早期大量吸烟(包括被动吸烟)和酗酒的妇女，其子女唇腭裂的发生率比无烟酒嗜好的妇女要高，因而烟酒也是导致胎儿发生畸形的可能因素之一。

2.13 颌面部外伤临床表现的特殊性

口腔颌面部血运丰富，上接颅脑，下连颈部，为呼吸道和消化道起端。它们行使着表情、语言、咀嚼、吞咽及呼吸等功能。当口腔颌面部损伤时，一定要注意可能同时伴发的其他部位（如脑、颈部）损伤和有无危及生命的并发症。在抢救过程中，应做全面检查，并迅速判断伤情，根据伤情的轻重缓急，决定救治的先后步骤，妥善处理。

窒息　口腔颌面部是呼吸道上端所在部位，外伤时可因多种情况引起呼吸道通气受阻，因氧气吸入不足而导致窒息。如口底、咽旁及舌根等部位受伤后，可因水肿的压迫而影响呼吸道通畅；下颌骨正中部位骨折后可导致舌后坠使咽腔缩小影响呼吸；昏迷伤员口内的分泌物、血凝块及异物集聚在口咽部，容易吸入肺部发生窒息。窒息的前驱症状为伤员烦躁不安、出汗、口唇发紫、鼻翼煽动，严重者随之发生脉搏变弱变快，血压下降及瞳孔散大等危象甚至死亡。所以当发现口腔颌面部外伤患者出现以上呼吸因难症状时，则应争分夺秒进行抢救。

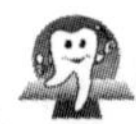

出血　口腔颌面部是身体血液供应最为丰富的部位之一(其他有手、会阴部等)，所以口腔颌面任何部位外伤都容易出血，如果伤员失血过多将会导致失血性休克而死亡。另外应特别注意，口腔内大出血时，大量血液可呛入气管吸入肺内，在很短时间内使伤员致死。在口底、舌根部及上颈部的出血，可以形成较大的血肿压迫呼吸道，引起呼吸困难，危及生命。

颅脑损伤　颌面部与颅脑紧密相连，当颌面部外伤时很容易伴发颅脑损伤。据统计，在颅脑损伤中约有近 1/3 的患者伴有颌面部伤，而颌面部伤中约有 1/10 的患者伴有颅脑损伤。然而，颌面部外伤时出血很多，所以人们常常忽视颅脑损伤的严重情况。颅脑损伤往往导致生命危险，因此，应特别加以强调。常有的颅脑损伤类型有脑震荡、脑挫裂伤、颅内出血、颅骨骨折等。此类情况都必须经专科医生进行进一步诊断。如伤员有记不清楚受伤当时的情况（逆行性遗忘)、昏迷、受伤后嗜睡、躁动、反复无常、头痛、双眼瞳孔不等大等情况时，应密切注意有无伴发颅脑损伤。

另外，颌面部外伤患者还可能同时伴发胸、腹部的大脏器（肺、肝、肾等）的损伤，但发生机会相对较少。

当发现伤员后不要惊慌，应一边积极处理一边仔细观察，如发现危及生命的症状时，一定要首先就近就医积极抢救，待其无性命之忧后再治疗和处理其他损伤。

2.14 什么是颞下颌关节功能紊乱综合征

颞下颌关节是下颌骨与在耳前与颞骨相连的部位，是颌面部具有转动和滑动运动的左右联动关节，其解剖和运动部是人体最复杂的关节之一。颞下颌关节的主要功能是参与咀嚼、语言、吞咽和表情等。咀嚼运动时，关节要承受压力，而在语言、歌唱、表情时，关节运动又需要非常灵活。因此，颞下颌关节的解剖结构是既稳定又灵活。颞下颌关节疾病中以颞下颌关节紊乱综合征为多见，是口腔科常见病、多发病。根据调查资料统计，该疾病在人群中的患病率约为 20%左右。女性多于男性，以青壮年多见。但时至今日，对该病的病因仍无全面统一的认识，该病并非单一疾患，而是一种综合征，是一组病因尚不完全清楚的疾病总称。一般症状有关节疼痛、弹响和运动异常。

颞下颌关节紊乱综合征的发病原因比较复杂，机制尚未完全阐明。近年来，多数学者接受多因素理论，即本病是由多种因素致病，一般认为与以下因素有关。

⑴精神因素　患颞下颌关节紊乱综合征的患者，常常有情绪焦急、易怒、精神紧张、容易激动以及失眠等精神症状。有的患者可以明显地存在精神因素与发病之间的因果关系，与精神压力、精神紧张、疲劳等精神心理因素有关。曾有学者通过心理因素问卷分析法，发现不少患者具有个性和情绪方面的特点，如神经质、猜疑、情绪不悦、明显焦虑等。

⑵牙齿咬合错乱或关节负荷过重　对患本病的患者检查发现有牙齿咬合关系明显紊乱，经常咀嚼坚硬食物、夜间磨牙、工作紧张时咬牙习惯以及职业性引起关节劳损等也与本病的发生有关。当咀嚼功能过度，关节负重超过了生理限度，就构成对关节的损伤，甚至可引起关节的器质性破坏。

⑶单例咀嚼习惯　单侧咀嚼时导致两侧关节头长期的功能异常，可以影响两侧颌骨的发育和肌力的平衡，也可造成两侧关节形态的不对称而引起本病。

⑷创伤因素　因外力撞击下颌骨或关节，进食时突然咬到坚硬异物及急性下颌关节脱位等均可造成肌肉或颞下颌关节损伤，后期可能遗留关节紊乱综合征的症状。

⑸其他因素　突然的寒冷刺激，两侧下颌骨发育不对称，不良姿势（如用手支撑下颌的不良习惯），长期低头伏案工作，可造成头颈部肌功能紊乱并影响下颌骨正常位置，也常常是本病的诱发因素。

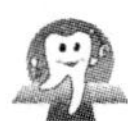

2.15 特殊检查在口腔颌面外科中的应用

在口腔颌面部疾患中常用的辅助检查包括以下内容。

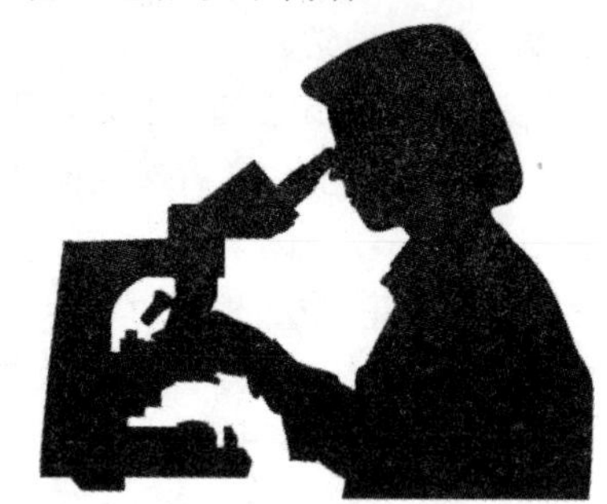

⑴超声波检查　超声波在人体内传播的时候，由于身体各种组织密度和特性不同，正常和病变组织的声阻抗就有一定差异，从而可产生不同的回波波型、曲线和图像。据此，可以确定病变的大小、深浅和性质。超声波检查的特点是：无副作用，对软组织分辨率强，成像速度快，并可观察运动脏器，且操作简便。B型超声波准确性更高，它还能确定深部肿物和邻近重要血管的关系。

⑵X线检查　人体各种组织器官的密度、厚度不同，经X线照射时，其吸收及透过X线量不一致，在照片上就形成黑白的密度对比。有病变时，其密度则发生改变，从而可以明确病变的部位、大小和性质，它可以做出牙体、牙周、牙髓，软组织和颌骨组织疾病（如骨折、炎症、肿瘤等）的诊断。临床上还常与造影检查并用，以扩大其应用范围。

⑶CT检查　亦称电子计算机控制的X线断层检查，即用X线束对人体某部按一定厚度层进行扫描，以探测器接受透过该层面的X线，并转变成可见光后，由光电转换器转变为电流，经模拟/数字转换器转为数字，输入电子计算机处理，再经数字模拟转换器形成CT图像。CT检查具有很高的密度分辨率，可以更好地使软组织显影，并在良好的解剖图像背景上显示病变影像。还可经过计算机三维重建后形成比较直观的三维立体图像（螺旋CT）。CT检查对颌面部肿瘤，骨折与周围重要组织的关系能提供较准确的信息，对指导手术有重要意义。

⑷磁共振成像（MRI）检查　MRI属于生物磁自旋成像技术，

是利用收集磁共振现象所产生的信号而建立图像的成像技术。它是一种非创伤性检查，其特点是显示的解剖结构逼真，病变同解剖结构的关系明确，能使血管显影，且具有三维图像，因而有利于病变定位。凡能被 CT 检出的肿瘤，亦都能被 MRI 检出，其软组织的对比度还优于 CT。在颌面外科可用于炎症、囊肿、良、恶性肿瘤，特别是颅内、舌根部肿瘤的诊断和定位。

(5)数字减影血管造影（DSA）检查 是利用电子计算机处理数字化影像信息，能消除骨骼和软组织影像的一种新一代血管造影成像技术。较常规血管造影检查具有诊断敏感性高，所用造影剂浓度低、剂量小，以及可观察血流动态图像等优点。对了解颌面部肿瘤的供养和回流血管及其与周围大血管的关系有重要价值。

2.16 如何从“衣”的角度预防颌面部常见疾病

2.16.1 如何从“衣”的角度去认识口腔颌面部感染的预防

“人靠衣装”，讲的是衣服的美观功能。从健康的角度出发，衣服有其更为重要的功能：抵御风寒，屏蔽及有助于维护人体内环境的稳定。前已述及，构成人体的一个个细胞是生活在液体的环境中，医学把这个环境叫内环境，细胞能否进行正常的生理活动，器官能否正常行使其生理功能，有赖于内环境的相对稳定。而影响内环境不稳定的因素既有人体本身的，也有外界环境，如气候变化。如果气温过高，人就会中暑；如果气温过低会冻伤，这就是外界环境的巨大变化引起了人体内环境的紊乱。如果人们无法适应外界环境的变化而出现内环境的紊乱就会生病。而正确地穿衣就有助于我们适应这种变化，从而维持内环境的稳定，以维护人体的生理健康。那穿衣与口腔颌面部感染究竟有什么关系呢？

感染的发生取决于细菌的种类、数量、毒力和人体抵抗力等两方面力量的对比，有时人体内事实上也存在着一定数量致病菌，可未必出现感染，就在于我们有较强的抵抗力。而对于口腔颌面部而言，由于其特殊的解剖结构，如口腔是呼吸道、消化道的起始处，与病原微生物的接触是在所难免的。在口腔中还有一类细菌，医学上称其为条件致病菌，顾名思义，其致病作用需在一定的条件下才发挥作用，这个条件多是抵抗力低下。因此，人体抵抗力强对于口腔颌面部感染有着重要的意义，如智齿冠周炎，流行性腮腺炎等颌面部感染的发生前多有明确的"感冒受凉"的病史。外界环境的巨大变化，人若不能适应这种变化，就可能出现"感冒、受凉"等症，从而降低了人体抵抗力；这样一来，潜伏在口腔颌面部的病菌就会迅速繁殖起来，或外界致病菌乘"虚"而入，那感染的发生就不可避免了。因此，根据时令节气的变化及时添减衣物对于人适应环境的变化有着重要意义，尤其是对于那些自身抵抗力低的患者，如恶性肿瘤放化疗者，长期使用免疫抑制剂者，先天性或获得性免疫缺陷者，白血病患者等，意义尤为重大。因为这些患者极易发生口腔颌面部感染，一旦感染发生，其治疗也将是相当困难的。事实上，人们在长期的实践中总结了许多宝贵经验，如"春捂冬凉"。

2.16.2 如何从"衣"的角度去认识口腔颌面部肿瘤的预防

口腔颌面部肿瘤的病因是多因素的，有外在的，也有内在的，其中紫外线、X 射线及其他放射性物质等物理性因素是致癌的重要因素。如唇癌及皮肤癌就多发于长期户外工作者，被认为是长期接受过量紫外线的结果。X 线等放射性物质可诱发骨肉瘤及皮肤癌；近年来由于放疗的兴起，发现放射性癌也逐渐增多。懂得了这些道理，我们就可以从"衣"的角度去预防颌面部肿瘤的发生。对于长期从事户外工作者应戴头盔、墨镜、遮阳帽或打伞遮蔽紫外线的照射；对于长期接触化工产品如油漆、涂料、皮革、农药及发廊的洗染制品者，可戴口罩、防护手套而起到预防作用。对于接受放疗的患者及从事放射工作的医师应穿防护衣，带防护头盔以减少放射性物质的电离辐射。随着人民生活水平的提高，各种化妆品也都受到女士们的青睐，可对于那些不合格化妆品其中可能含有致癌的化学成分，长期使用也有致癌的作用，应慎重选择。手机已逐渐普及，目前认为手机电磁波辐射也有一定致癌作用，为避免应尽量缩短使用时间或使用耳机预防。

2.16.3 外伤后要防止继发感染

人的口腔中寄居有大量细菌，其数量之大，种类之多，均居全身各部位之首，如每毫升未经刺激的唾液中细菌数可以达到 1.5×10^8 个，所以在正常情况下我们的口腔中有大量的细菌，一旦外伤后可能引起伤口感染或者引起全身疾病。

颌面部外伤后伤口感染的首要原因多由于受伤后口腔唾液中的细菌对伤口的污染，为了防止感染的发生，应做到以下几点：①护理患者的人员在护理伤口前后，均应严格清洗手，避免污染伤口。②保持病房内空气新鲜、流通，更换被单时，不能在病房和走廊内清点或抖落单子，以避免被单上的微生物、皮屑及其他污物等在空气中扩散。③口腔中的伤口要轻柔地多次清洗，尤其是在患者进食以后。④加强患者的营养，注意防寒保暖，防止患者全身抵抗力下降。

2.16.4 什么情况下不宜拔牙

有的人认为拔牙是一件小事，不会引起大问题，但实际上在某些情况下是否可拔牙，应根据患者身体情况，如病情、需要、条件、牙齿本身的状况等，慎重考虑后决定。必要时，还应会同有关各科医生，商量决定。如必须拔除，还要做好周密的术前准备。有下列情况的时候则不宜拔牙。

⑴心脏病　心脏病人如有下列情况，如呼吸困难，在活动后加

重；心悸，活动时加剧，不能平卧；严重的头昏、眩晕；唇、舌、指甲发紫；心律不齐；心脏有明显杂音等。如果患者 6 个月内发生过心肌梗死，有不稳定的或最近才开始的心绞痛，未控制的心律不齐、心功能不全时，应推迟拔牙。对于有心绞痛病史的患者拔牙要慎重，必须备有急救的药物如硝酸甘油、潘生丁等。如果心脏病人在无心功能不全情况下拔牙，应慎重选择麻药。如果有心电监护设备，在心电监护下拔牙就会更安全。

⑵高血压　对于高血压患者，特别是已合并有脑、心、肾等器质性病变时，要避免拔牙，以免发生“高血压危象”。对一般高血压患者是否可以拔牙，应根据当时血压高低、有无自觉症状、血压是否稳定而定。如血压过高时，应先采取降压措施．待血压降下后再拔牙，拔牙前精神要放松，避免血压再次上升。使用的麻药里，不能加入血管收缩剂。

⑶血液病　大多数血液疾病患者如血友病、贫血、血小板减少性紫癜及白血病等，都有凝血机制障碍，可以造成血液凝固性降低及术后出血不止或感染，严重的甚至危及生命，故要避免拔牙。

⑷肝脏疾病　对肝炎患者，特别是乙型肝炎重症者应暂缓拔牙，肝功能有明显损害者，患者可因凝血酶原及纤维蛋白缺乏或肝不能利用维生素 K 合成有关凝血因子而致术后出血。肝炎病人需拔牙时，术前应做凝血酶原时间检查，异常者应于拔牙前 3 日开始，给予足量维生素 K、C，并结合其他保肝药物，拔牙后继续给予补充。

⑸肾脏病　慢性肾炎常有面部及下肢浮肿，尿检查有蛋白质、红细胞、脓细胞或管型等，或有血压升高。在多个有慢性炎症的牙拔除后，可能引起急性发作。如必须拔除，拔牙前应使用足量的抗生素，以降低暂时性菌血症的发生率。肾功能衰竭或肾病严重者，均不宜行拔牙手术，以免引起肾功能衰竭。

⑹糖尿病　糖尿病患者拔牙后因伤口愈合慢，身体抵抗力降低，可引起伤口感染并扩散，病情重者应暂缓拔牙。对于必须拔牙的，应请内科医师会诊，控制血糖不要过高，清晨空腹血糖不超过 6.8

毫摩尔/升。拔牙前后都应使用抗生素以防止并发感染。

⑺甲状腺功能亢进　甲亢病人可因感染、焦虑及各种手术（包括拔牙）引起病情的突然加重，即出现“甲状腺危象”，患者出现脉搏增快、体温升高、剧烈呕吐、烦躁不安、昏迷，重者能迅速引起衰竭甚至死亡，故不宜贸然拔牙。如果必须拔牙时应做详细检查，考虑到手术中及手术后引起疾病发作的可能性，应该在神经内科医生会诊并治疗以后再拔牙。

⑻炎症与恶性肿瘤　急性炎症时，应首先控制炎症后，再考虑拔除患牙；患恶性肿瘤时，如牙齿已被波及，单纯拔牙可使肿瘤扩散，创口不易愈合，所以一般应与肿瘤一同做根治性手术。

⑼放射治疗　患者接受放射治疗后，拔除放射区中的牙应持慎重态度，极可能发生放射性骨坏死，引起持久不愈的感染。

⑽妊娠与月经　在妊娠期间一般不宜拔牙，但对于必须拔除的牙则应全面衡量。在怀孕的第 4、第 5、第 6 月期间，进行拔牙较为安全。妊娠期的前 3 个月易发生流产，且孕妇可能有恶心呕吐等反应，使口腔操作困难。后 3 个月时，则易发生早产。月经期患者有可能发生代偿性出血，一般应缓期手术。

⑾其他疾病如严重肺结核、营养不良、过度疲劳都可以降低机体的抵抗力，延缓伤口的愈合，还容易合并感染，故应暂缓拔牙。总之，拔牙前一定要把自己的身体情况告诉医生，以便医生做相应的处理。

2.17 如何从“食”的角度预防颌面部常见疾病

2.17.1 如何从“食”的角度去认识口腔颌面部感染的预防

从食物角度去预防口腔颌面部的感染，其落脚点还是在合理营养、增强自身抵抗力这一点上。因为人的营养状况关系到人体自身抵抗力。那如何才算合理营养呢？概括讲就是食物种类齐全、数量

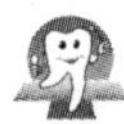

充足、比例合适，忌偏食，尤其是某些维生素的缺乏，可直接引起人体抵抗力下降。当然，保持口腔卫生也很重要，这对于维持口腔正常的微生态系平衡有一定意义。

2.17.2 如何从“食”的角度去认识口腔颌面部肿瘤的预防

长期吸烟、饮酒者，口腔癌的发病率较高，尤其是“烟酒一家”的信仰者，饮酒后或同时吸烟固然“爽”，但这更加重了烟酒的致癌作用。长期食用过冷过热的食物、腌制食品、发霉食物均是口腔癌的促发因素。残根、残冠及不良修复体也是致癌因素之一。

近年来在肿瘤的研究领域内发起一个热门话题——营养与肿瘤的关系。人们认识到营养不良或营养过度，包括日常食谱、某些维生素及微量元素的变化均与肿瘤发生有一定联系。与口腔癌有关的维生素主要有维生素 A 和维生素 B 类的缺乏；在微量元素方面，发现人体内硒、锗、铜、锌等的含量和比值与肿瘤发生、发展有关。为此也兴起了营养治疗，如健康饮食，不偏食，多食蔬菜水果，注意食物的种类，比例适当。

2.17.3 单侧咀嚼对面部外形的影响

人们吃饭是交替使用双侧牙齿咀嚼食物的。可是也有人从小养成了用一侧牙齿咀嚼的习惯。这种习惯医学上称偏嚼或单侧咀嚼。造成偏嚼习惯的原因，主要是由于一侧的缺牙、“虫牙”等原因所致。如一侧乳牙过早缺失而相应的恒牙还未长出时，这一侧就无法咀嚼，只能使用另一侧牙齿咀嚼，时间一长，便养成这个坏习惯。

我们应认识和重视单侧咀嚼的危害，如果认为这样只不过是生活习惯问题，没有什么大关系是错误的。因为单侧咀嚼，可以造成废用的一侧颌面部因为缺乏咀嚼功能的刺激而发育不足，而咀嚼的一侧由于过度用力，咀嚼肌、颌骨发育也相对发达，这就是平时我们所说的“用进废退”。久而久之，废用侧的面部明显小于对侧，面部两侧出现显著的大小不对称畸形，直接影响面容美观。再者，当牙齿咀嚼食物时，可以因为食物摩擦起到自洁作用。偏侧咀嚼者废用侧牙齿因无咀嚼功能，自洁作用丧失，可以堆积牙垢，渐渐形成牙结石。容易诱发龋病、牙齿松动、出血等症状。同时，由于单侧牙齿的过度使用，可以造成一侧牙的严重磨耗，引起牙齿遇冷、热、酸、甜等刺激而疼痛，甚者可能引起牙髓炎而发生剧烈的牙痛。所以单侧咀嚼是非常有害的不良习惯。

2.18 如何从“住”的角度预防颌面部常见疾病

2.18.1 如何从“住”的角度去认识口腔颌面部感染的预防

口腔颌面部是身体的暴露部位，有丰富的皮脂腺、汗腺。如果空气中的灰尘及附在其上的细菌堵塞皮脂腺、汗腺导管口，而又未及时清除，则易导致颜面部软组织的感染。因此，空气清新、灰尘污染少的地方往往是我们选择居所的好去处。同时，保持房间内空气的流动也可减轻病原微生物滞留的时间，从而减少颌面部感染如流行性腮腺炎，单纯疮疹的发生。尤其是对于体质弱的儿童、老年人、抵抗力低下的患者如白血病、放化疗患者尤为重要。

随着社会的发展，空调逐渐走进千家万户。可部分人由于过分追求舒适将空调温度调得过低或过高，人为造成室内外温差过大，加之室内空气不流通，极易因人体不能适应而导致感冒或流行性疾病的发生。进而降低人体抵抗力，诱发颌面部感染的发生。

当然，远离喧嚣的环境，保证充足的睡眠也利于增强机体抵抗力、降低颌面部感染的发生率。

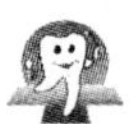

2.18.2 如何从“住”的角度去认识口腔颌面部肿瘤的预防

肿瘤的发生有内在的因素，如遗传、内分泌、精神因素；也有外在的因素如物理、化学等因素。就外在因素促发肿瘤而言，绝不是一朝一夕，而在于“日积月累”，故以“住”的角度去预防颌面部肿瘤的发生显得相当重要。我们认为，理想的居住环境应该是远离辐射、射线、化学污染的环境。如通讯发射站、吸收站、核放射、化工厂、油漆厂、皮革厂；装饰时注意涂料、地板砖、油漆的选用；室内注意家电的合理摆放，如电视开机一瞬间会产生少量 X 射线，对于一般人而言，不足为虑，可对于肿瘤易感者或高危人群而言就应注意“保持距离”；又如手机接通，尤其是充电时也有一定量的电磁辐射，专家建议手机充电时应距人体 30 厘米以上。

研究还发现，某些地区肿瘤发病率较高，这可能与当地的土壤的成分水质有关，因此也应“避”而远之。

恶性肿瘤病因目前尚不完全清楚，根据统计 80%以上的恶性肿瘤与环境因素有关，因此，如何在有限的条件下，选择自己的居住环境对肿瘤的预防有着积极的意义。

2.18.3 拔牙前要注意些什么

首先，牙齿的拔除需要听从专业口腔医生的建议，不要因为牙齿疼痛或者不好看等原因自行到一些不规范的私人诊所或地摊上去拔除。如果专业口腔医生建议拔牙后，患者在拔牙前还必须做好充分的思想准备，保持心情平和，消除对拔牙的恐惧心理。在拔牙前两天应休息好，不要自恃身体健壮而轻视拔牙，甚至在劳累、疲倦的情况下直接去拔牙。拔牙前应适当进食，不要空腹拔牙，否则会降低对拔牙手术的耐受力。拔牙前一定要向医生讲明自己的身体健康状况。如是否怀孕，是否处于月经期，是否有高血压、心脏病及血液病等，让医生心中有数，以确保手术安全。有时医生还会建议进一步检查，如心脏病、高血压患者应做心电图、测量血压，血液病患者需查血常规。总之，最好在身体状况较好时去拔牙。

2.19 如何从“行”的角度去认识口腔颌面部感染和肿瘤的预防

生命在于运动，运动利于健康，但我们在这里提醒你要注意科学运动，避免过度运动或过度劳累，从而避免人体抵抗力下降，减少颌面部感染和肿瘤的发病率。

天气炎热或寒冷季节，乘坐空调车时，由于车内人口集中，空气不流通，易于造成流行腮腺炎、感冒、结核等传播，应适时开窗换空气；逛商场时，频繁地进出也与此类似。

外出旅行，户外工作者也应注意避免过度劳累，及时补充能量、水分，避免全身抵抗力的下降，减少颌面感染的发生，对年老体衰抵抗力低下者尤为重要。另外，外出时防止对紫外线的过多摄入对预防颌面部肿瘤（如唇癌、皮肤癌）有积极的意义。

2.20 如何从精神心理因素的角度预防颌面部常见疾病

2.20.1 如何从精神心理因素的角度去认识口腔颌面部感染的预防

现代医学早已证实，精神心理因素在健康与疾病的相互转化中担当着重要角色，甚至有近 1/3 的疾病是由精神心理因素直接致病的。在这一点，我国医学早就有所记载。中医认为：人有七情六欲，七情即喜、怒、忧、思、悲、恐、惊，它们是疾病的起因，故有怒伤肝、喜伤心之说。从这也可看出，人的情绪对人体健康的影响。随着社会的进步，人们对精神、心理因素致病或治病的认识越来越深刻，医学上从单纯的生物学治疗转变为社会–心理–医学模式；心身医学，作为心理学与医学的交叉学科，已悄然兴起，“心”是指精神心理，“身”是指躯体。同样，颌面部感染作为疾病的一类，也要受精神心理因素的影响。一般而言，精神心理因素是通过影响神经内分泌的调节功能起作用的，其具体机制还待进一步研究。大量的临床实验和实践告诉我们，保持一个乐观、积极、平和的心态利于增强人体的抗病力。消极、颓废的心态易致人体心理生理功能的紊乱，降低人体的抵抗力。就颌面部感染而言，保持一种积极健康的心态，树立新的健康观，利于增强人体的抗病力、反应力，降低感染的发生率；反之，则易导致人体各项生理功能紊乱，致病菌会乘“虚”而入，导致感染的发生。

2.20.2 如何从精神心理因素角度去认识口腔颌面部肿瘤的预防

从前述肿瘤病因的阐述中知道：精神、心理因素已被明确地作为颌面部肿瘤的病因之一被提出；中医学认为，肿瘤的发生原因主要是七情郁结和正气衰弱。在临床上发现，不少肿瘤患者在起病前有严重的精神创伤史或发病后仍保持着精神不正常的状态，如配偶一方死亡可导致另一方的患病，生活中的突发事件也可引发癌症等。这些事实证明，精神过度紧张，心理平衡遭受破坏，造成人体功能失调，从而易致肿瘤的发生。另一方面，不良精神心理因素可导致内分泌功能紊乱，也可引起某些癌症。据报道，患乳腺癌和宫颈癌后发生口腔癌、口咽癌的机会将大大增加。因此，有效去除不良的精神心理因素，建立及保持一个良好的健康心态，增强自身心理承受力，对于肿瘤的预防有着重要意义。

（口腔修复科）

2.21 哪些人易过早缺牙

下列几类人的牙齿容易出现过早缺失。

⑴牙周病高危人群　牙周病是人类较常见的一种疾病，患病早期一般无症状，常不能引起人们的重视，当出现疼痛或影响咀嚼功能时，病情往往已较严重，不仅治疗困难，而且很难恢复至原来的健康水平，往往最终只有将患牙拔除。牙周病的病因很多，主要是局部的牙菌斑、牙结石、食物软垢等因素长期刺激，引起牙周组织的慢性炎症，并导致牙槽骨吸收、牙龈退缩，进而牙齿松动、脱落。牙周病的预防主要是消除局部刺激因素和提高自身的抵抗力。一定要认真刷牙，并做好定期口腔检查，及时清除龈上和龈下牙结石，即每半年到 1 年接受 1 次超声波洁牙，只有这样才能很好地控制牙周菌斑，保证牙周组织的健康。

⑵易得龋病的人　龋病是威胁口腔牙齿健康、导致牙齿过早缺失的常见病和多发病。龋病的发生与食物密切相关，尤其是食物中的蔗糖。碳水化合物是细菌代谢的必需物质，在细菌代谢碳水化合物过程中，不仅为细菌生存提供了必要的营养，而且其代谢的酸性物质还可造成牙齿破坏。经常吃糖分含量比较高的食物，尤其睡觉前，非常不利于口腔卫生。儿童龋病的发生率比较高，很大程度上是因为儿童喜欢吃糖，而且许多儿童没有睡觉前刷牙的习惯，加之儿童的口腔保健意识差，刷牙质量不高。

⑶长期在酸性环境下工作的人群　酸雾或酸酐作用于牙齿而造成的牙齿硬组织损害称为酸蚀症，是制酸工人和常接触酸制剂人员的一种职业病。引起该病的酸主要是无机酸，如盐酸、硝酸等。其中盐酸的危害最大，因为盐酸的沸点低，容易挥发。酸蚀症多发生在前牙唇面，早期表现为自切缘向唇面形成刀削状的光滑斜面，晚

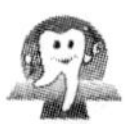

期变薄，受力易折断。预防酸蚀症的根本方法是改善劳动条件，消除和减少空气中的酸雾。同时，工作人员需要戴口罩，定时用2%苏打液漱口。

⑷身体衰弱、久病或经过某些特殊治疗的人（如放射性照射等）这类人群的特点是自身抵抗力很差，口腔内的有害细菌较活跃，常引起急性龋坏，而且累及的牙齿数目较多，可在短期内导致大部分牙齿龋坏以至缺失。因此，这类人应特别注意口腔卫生，坚持饭后刷牙。对于那些需要进行头面部放疗的人，应在接受放疗前做详细的口腔检查，对患牙做彻底的治疗。

⑸磨牙症患者　有些人在睡眠时有习惯性磨牙或白天无意识地磨牙习惯，称为磨牙症。情绪紧张是磨牙症最常见的发病因素。惧怕、愤怒、抵触以及其他各种情绪不能得以及时发泄时，这些情绪便被隐藏在潜意识中，但能周期性地通过各种方式表现出来，磨牙症就是这种表现方式之一。长期磨牙，会导致牙冠变短，严重者可出现牙本质过敏症、牙髓病、根尖周病以及牙齿折裂等。由于牙周组织在磨牙过程中蒙受异常的咬合力，常引起牙周组织的创伤而出现牙齿松动。磨牙症患者要善于在工作、学习和生活中调节自己的心情，学会放松自己，不要过分压抑。顽固的磨牙症患者，尤其是夜磨牙，可尝试睡眠时戴塑料合垫（由口腔专科医生制做），一方面通过改变咬合关系和咀嚼肌的紧张状态来治疗磨牙症，另一方面也可以保护牙齿，减少磨耗。

2.22 哪些因素易导致牙齿的缺损和缺失

牙齿缺损是指牙齿部分缺如，而牙齿缺失系整个牙齿丧失。引起牙齿缺损、缺失的原因有很多，最常见的是龋病、牙周病，其次是外伤、磨损、楔状缺损、酸蚀和发育畸形等。龋病，表现为牙体硬组织的变色、脱钙软化和龋洞形成，病变进一步发展可造成牙冠的破坏，并可伴随牙髓炎、牙髓坏死、根尖周炎、根尖周脓肿等，最终可导致整个牙齿丧失。牙周病是一种侵犯牙龈和牙周支持组织的慢性炎症性破坏性疾病，虽然不会引起牙齿硬组织的缺损，但它通过破坏牙周膜和牙槽骨，可导致牙齿松动，是成年人牙齿丧失的主要原因之一。另外，牙外伤也是引起牙齿缺损、缺失的常见因素之一，包括受到意外撞击或咬硬物引起的牙齿折裂、脱位。如果牙齿存在隐裂或尖窝磨损不均形成部分牙尖较锐且薄弱及因龋坏造成的薄弱牙尖，也可在正常咬合力下引起牙折。所以，若发现自己的牙齿存在上述情况时，应及时到口腔专科就诊，进行必要的治疗和相应的保护措施。磨损和楔形缺损也是导致牙齿缺损、缺失的重要因素。磨损引起牙齿缺损主要见于有不良咀嚼习惯的人或夜磨牙。牙齿的楔状缺损则比较常见，尤其是中、老年人，经常引起牙冠折断。研究表明：牙齿的楔形缺损与横向刷牙习惯有很大的关系。因此，建议大家刷牙时一定要垂直刷，不要用力过猛。酸蚀症常引起牙冠变薄，并伴有牙本质过敏，严重者咬硬物时容易引起牙齿折断、缺失。发育畸形，特别是釉质发育不全的牙齿，其硬度和抗龋能力都比较差，容易折裂和发生龋坏。

2.23 “衣食住行”与“假牙”

2.23.1 牙齿缺失后为什么要及时镶牙

有些人认为牙齿缺了几个无关紧要，照常可以吃饭，往往不予以重视，这是错误的。牙齿缺失后，会在牙列中间留下空隙，如不及时填补上，对合的牙齿会因缺乏咬合拮抗，慢慢伸向缺隙，严重者咀嚼时可咬到对合的牙槽粘膜上，不仅会给以后的镶牙带来困难，还会导致咬合错乱，甚至引起颞颌关节紊乱综合征（如关节弹响、关节疼痛、张口受限等）。同时，缺隙两侧的牙齿也会向空隙处倾斜或移位，特别是青少年，倾斜速度更快，常引起牙齿排列紊乱，咀嚼功能差。前牙的缺失更是妨碍美观，影响发音，尤其是齿音、唇齿音、舌齿音的发音。以前你对口腔知识了解得少，有上述错误观

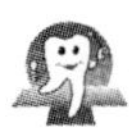

念不足为奇，现在知道了缺牙后不镶牙会有这么多不良后果，就应该逐渐重视自己的口腔健康。当然，有些因治疗的需要而拔除的牙不用镶牙，如牙列拥挤时拔牙、因正畸治疗需要拔除的牙、“尽头牙”也就是第三磨牙拔掉后均属此种情况。

2.23.2 拔牙后何时可以镶牙

随着人们口腔健康意识的增强，一般都知道牙齿拔除之后应到医院镶假牙，但不知道什么时候镶牙最好。有的还不到该镶牙的时间便来医院就诊，结果只能是白跑一趟；有的早该来医院镶牙，却偏偏没来，往往错过了镶牙的最佳时机。

拔牙后究竟需要多长时间才能镶牙呢？一般来讲，拔牙后伤口的完全愈合需要两个过程：软组织（牙龈）的愈合和牙槽骨的愈合。牙龈的愈合一般需要 7～10 天；而牙槽骨的愈合需要经历血块的形成、血块的机化、骨组织的修复、牙槽骨的改建几个过程，大约需 2～3 个月。镶牙最好要等到牙槽骨完全愈合之后，拔牙区的牙槽骨处于稳定，是镶牙的最佳时期。过早镶牙，因为牙槽骨的愈合和改建尚未完成，拔牙区的牙槽骨还会出现一定的变化。此时取模，制做假牙，会因为牙槽骨的改建，而导致牙托的组织面与牙槽骨粘膜不贴合，容易填塞食物，引起口腔异味，同时也不利于假牙的稳定和口腔卫生。过晚镶牙，缺隙两侧的天然牙会向缺隙侧倾斜，使得缺隙变窄，加之对合牙的伸长，导致缺隙的高度变小，都会给假牙的制做带来许多困难。

2.23.3 镶牙前是否可以不拔牙根

严重龋坏最为典型的现象就是破坏牙冠后形成残根。那么在镶牙前，是否需要拔除残根是许多人关心的问题，尤其是那些惧怕拔牙的人。回答这个问题应视具体情况而定，总的原则是能保留的牙根应尽量保留。如果牙根健康状况比较好，可以通过相应的治疗，保留残根。有的人认为，既然牙齿的牙冠没了，留着牙根也没什么用。其实不然，有无牙根，在假牙的设计、制做及假牙的最终效果等方面都会有很大的区别。特别是当只有一颗牙齿（尤其是前牙）的牙冠缺损时，如果牙根的健康状况较好，可将牙根进行彻底的治疗，并在此牙根基础上进行桩冠修复。这种修复方法不仅美观、舒适，而且镶牙时一般不需要打磨其他的天然牙齿。如果除了残根外还有牙齿缺失时，可以分开设计，即残根采用桩冠修复，其他缺牙再根据情况选择合适的修复方法；也可在残根表面安装防龋装置后，再做活动覆盖义齿，就像人担担子一样，牙根便可承担咬合力。这样不仅可以保存牙槽嵴的功能，减缓牙槽骨吸收，而且有利于咬合力的传递，防止假牙的下沉，增加假牙的稳固性。当全口多数牙齿缺失时，保留残根也有利于假牙的固位和稳定，提高咀嚼效率。当然，如果残根状况很差或已经松动，则应果断地拔除，千万不能姑息，以免出现戴牙后疼痛，有时还不得不重新镶牙。

2.23.4 镶“活牙”好，还是镶“死牙”好

牙齿缺失后不仅影响人的咀嚼功能，还影响美观、发音以及发育，严重时会造成牙周组织病变及颞下颌关节疾病。因此，及时修复缺牙是非常必要的。那么，牙齿缺失后选择哪一种修复方法呢？也就是人们常说的是镶“活牙”好，还是镶“死牙”好？

“死牙”又称固定义齿，是利用缺牙间隙相邻两侧或一侧的天然牙做支持，通过假牙上的固位体粘固到天然牙上，不能自行摘戴。“活牙”又称活动义齿，是利用天然牙和牙托覆盖的粘膜、骨组织做支持，靠假牙的金属卡环和牙托固位，可以自由取戴。“死牙”能恢复较高的咀嚼效率，而且具有舒适、无异物感、美观、不妨碍发育等优点。但镶“死牙”的要求条件较高，适用范围较窄。首先，要求缺牙两侧的牙齿坚固，形态和位置正常，无过度磨耗及倾斜移

位，牙周组织健康，无牙龈萎缩等；其次，缺的牙不能过多，以1～2个为宜。缺牙区牙槽嵴无严重吸收，平整光滑且无压痛。另外，镶“死牙”时要磨除一定量的牙体组织(通常是缺牙两侧的天然牙)，如果是活髓牙，磨牙时可能会有一定程度的不适，要有心理准备，而且“死牙”因制做工艺复杂，费用较高。

“活牙”的适应范围较广，能修复任何部位的牙齿缺失及牙槽嵴的缺损，缺牙的数目可以从一个到多个甚至全口牙缺失。“活牙”同“死牙”一样，可以恢复缺牙的生理功能，纠正因牙列缺损造成的咬合紊乱，保护余留牙和牙槽骨的健康，以及预防或矫治颞下颌关节疾病和颜面畸形等。此外，“活牙”磨除牙体组织少，又便于洗刷，容易保持口腔清洁。活动假牙易于修理和增补，而且费用较低。其缺点是假牙的体积大，部件多，初戴者常有异物感，有时还会引起发音困难，甚至出现恶心、呕吐等症状，咀嚼效率也不如“死牙”好。

选择镶牙种类除参考上述特点外，还应结合自身的年龄、职业、口腔内余留牙的健康情况、经济条件、全身状况及镶牙要求等综合考虑。镶“死牙” 一般要求年龄在 20～55 岁之间，若身体情况及天然牙的条件较好时，年龄可适当增大。从事演员、教师等职业的人镶牙时就尽量选择固定义齿，以免影响发音；精神病或生活不能自理的人，也应选择固定义齿为好，防止出现假牙误吞等意外。不过，全身健康状况较差或不能支持较长时间牙体制备手术的人，则应选择镶“活牙”。

2.23.5 哪些人可镶覆盖义齿

覆盖义齿适合于下列几种情况：①有先天性口腔缺陷的人，如腭裂，部分缺牙，小牙畸形，牙釉质发育不全以及颅骨发育不全症等，临床上多表现为牙体小，牙冠形态异常，牙齿之间存在大小不同的间隙，或咬合异常，牙根短，若采用常规义齿修复，难以解决假牙的支持、固位以及美观等问题；②因龋病、严重磨耗等致使牙冠大部分缺损或变短，导致面下1/3变短，与整个面部不协调，而且感到咀嚼无力，可通过覆盖义齿升高咬合，恢复正常的咬合关系；③缺牙间隙内存在残根，而且不松动，可通过正确的治疗，留作覆盖基牙，此类情况采用覆盖义齿既免去了拔牙的痛苦，又可增加义齿的支持和固位；④余留牙的牙周组织健康状况较差，不宜用作固定义齿或可摘局部义齿的固位牙，但在牙弓中的位置适当，可选做覆盖基牙。还有一些情况如余留牙伸长、低位牙、过度倾斜以及错位牙，严重影响咬合时，无法采用其他假牙修复，也可选择覆盖义齿。选择覆盖义齿的人应特别注意，假牙戴入后，要加强口腔卫生的维护，仔细洗刷假牙和覆盖基牙，按摩牙龈，以防止基牙龋坏、牙龈炎及牙周炎。

2.23.6 哪些人可选择种植义齿

过去种植义齿的局限性较大，随着种植材料的更新和种植技术的不断改进，尤其是近年来种植义齿在临床实践中所取得的成功，使种植义齿的适应证不断拓宽。早期的种植义齿主要用于全口牙齿缺失，如今已发展到任何牙齿缺失情况都可选择种植修复。尤其适合于各种原因造成的采用其他假牙修复时固位困难的情况，或由于心理因素形成的功能障碍而无法接受传统的方法修复。当然，有些情况不宜选用人工种植牙：如患有全身性疾病（心脏病、高血压等）不能忍受手术创伤者；有夜磨牙症、偏侧咀嚼等不良习惯者，会因为咬合力过大或咬合不平衡，造成种植体周围骨组织的创伤而导致失败；因牙周病而导致牙齿缺失的患者，也容易导致种植失败。种植义齿模拟天然牙的生理结构特点，一般不需要邻牙的支持，镶牙时可以不磨健康牙齿组织，是一种比较理想的修复方法。但是，种植体材料昂贵，我们建议你在镶牙时应根据自身的口腔特点、经济条件和职业等因素综合考虑，而不要盲目追求新技术、新方法。若

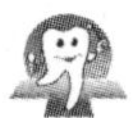

经济承受能力较好，或经常在外出差，镶活动假牙戴用不方便，或对美观要求较高，种植义齿是一种比较合适的选择。

2.23.7 镶人工种植牙需要多长时间

在常用的种植系统中按其所需的手术次数分为一次性植入种植体和二次性植入种植体（图 10）。一次性植入种植体的基台与骨内段

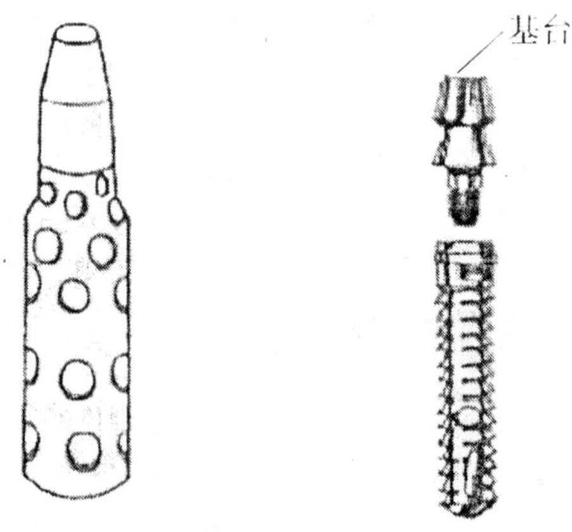

一次植入性种植钉　　二次植入性种植钉

图 10 种植钉

为一个整体，基台直接伸入口内；二次性植入种植体的基台与骨内段不是一个预成的整体，而是待种植体的骨内段与其周围骨床愈合后，再切开粘骨膜行基台连接术。两者修复时间有一定差别。常规的种植手术均在拔牙窝完成骨愈合后进行，即在拔牙后 3～4 个月。也可在新鲜拔牙窝内行即刻种植，但必须在牙槽状况好，无炎症的条件下进行，才能获得满意效果。一次性植入种植体通过一次手术便可完成，7～10 天拆线即可做暂时性修复体，恢复牙齿外形，待 3～6 个月种植体稳固之后，再取模，进行永久性修复。二次性植入种植体先通过一期手术将种植体的骨内段植入牙槽骨内，此时口内看不

到种植体，若是前牙缺失且患者对美观要求较高时，可采用活动义齿临时恢复外观。3 个月后再行二期手术，切开粘骨膜，将基台连接（一般通过螺纹的方式）在种植体上，待伤口愈合后，取模，进行永久性修复。

2.23.8 不良修复体的危害

随着人们生活水平的提高和健康意识的增强，大多数人都知道牙齿缺了以后应尽早镶牙。一副好的假牙不仅可以恢复缺牙的形态和功能，同时还能起到美观、保护口腔整体健康的作用。然而，在我们日常生活中，由于种种原因，口腔不良修复体却随处可见，孰不知它正慢慢破坏着你的口腔健康。牙齿修复学（俗称镶牙）是一门科学性和技术性很强的学科。良好的修复体不仅要达到逼真的仿生效果，同时又要恢复缺失牙齿的形态、功能以及保护口腔现有的软、硬组织的健康。通常我们把那些设计不科学和制做工艺差的修复体称为不良修复体，其危害是多方面的。

⑴引起牙齿松动　假牙如果设计不当，如假牙的咬合力未得到合理的分散，会引起口腔内起固位作用的天然牙受力过大或出现应力集中，若超过其本身的代偿潜能，可迅速引起牙槽骨吸收，导致牙齿松动。

⑵导致邻牙龋坏　不良修复体往往是用细钢丝捆在两侧的天然牙上，然后用自凝塑料将缺牙间隙填满，不能自行取戴。由于充填物与邻牙之间存在着细微间隙，容易隐藏食物，又无法及时清除，是细菌生长、繁殖的最佳场所，极不利于牙齿的健康。若不及时拆除，很快会导致邻近健康牙的龋坏。

⑶牙龈炎症　修复体的边缘或表面往往很粗糙，容易滞留食物残渣，有利于细菌的寄居，形成菌斑，长期刺激牙龈，引起牙龈的慢性炎症。若制做修复体的材料与口腔环境不具有良好的生物相容性，也会刺激牙龈引起炎症。主要症状有牙龈出血、肿胀、粘膜溃

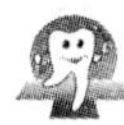

疡、口臭，甚至不能咬东西。特别注意的是不良修复体的长期刺激还可能引起口腔粘膜组织的癌变。

⑷引起颞颌关节紊乱症状　绝大多数的不良修复体咬合关系较差，有的甚至根本没有咬合接触或仅有部分咬合接触。口腔长期处于不平衡的咬合状态，会引起颞颌关节关节的弹响、疼痛等症状，若得不到及时的改善和纠正，可进一步引起颞颌关节的不可逆损坏。

⑸妨碍美观　前牙的修复不仅要恢复功能，而且要恢复美观。不良修复体往往美观效果很差，牙齿的外形、色泽和与天然牙的协调性等均达不到要求，常常破坏了口腔的和谐美感。另外，有些材料如自凝塑料等容易变色或着色，使假牙变黄、变黑，极不美观。

不良修复体的危害多多，口腔内戴用不良修复体的人应尽早将其拆除。也告诫需要镶牙的人千万不要贪图便宜，到一些不正规的镶牙场所镶假牙，以免后患无穷。

2.24 如何从心理上认识和接受假牙

许多人因为不了解假牙的特点，误认为戴上假牙应与原来自己的天然牙完全一样，吃饭、说话都应该活动自如，一旦有点不适就认为是假牙出了毛病。这种心理因素所致的不适感往往造成多次修改假牙，仍无法解决问题，久之容易对假牙失去信心，最终干脆不戴假牙。当遇到这种情况时，我们建议你要耐心听取医生的解释，千万不要急躁。假牙，无论是活动义齿还是固定义齿、人工种植牙，都是用人工材料模拟天然牙的生理结构和功能原理制做而成的修复体，它不具有天然牙的本体感觉，也不能感受冷、热、酸、甜等物理性刺激。因此无论从功能、口感还是色泽上都无法与天然牙媲美。尤其是活动义齿，除了恢复缺牙形态外，还有假牙固位和稳定所必需的卡环和牙托，初戴时会出现异物感，甚至感到发音困难，有时会与你心理所想象的假牙形成很大的反差，容易引起认识上的误区。由于这种认识上的误区，一些人即使缺了牙齿也不到医院来镶牙或镶了假牙不戴。虽然假牙不能完全达到天然牙的功能和效果，但是假牙的益处远远大于其不足。特别是烤瓷牙和人工种植牙，其形态、色泽甚至受力原理都非常接近天然牙，无异物感，基本上能够满足人们对美观和口感的要求。若缺了牙齿不及时镶牙或镶了假牙不戴，会带来许多不良后果，如邻牙倾斜、对合牙伸长、口腔咬合系统紊乱等等，而且也不美观。因此，应从心理上正确认识假牙，了解各类假牙的优点和不足，镶牙时应根据自身的口腔状况和心理要求选择某一类假牙，以免出现上述情况。

（口腔正畸科）

2.25 哪些因素易导致错合畸形

2.25.1 遗传与错合畸形

遗传因素是错合畸形最重要的发病因素。错合畸形的遗传因素来源于种族演化和个体发育。种族演化是指人类的进化过程，随着社会的进步，生活环境的变迁，食物由粗硬变得越来越精细，导致咀嚼器官本身的退化，这种退化是不平衡的。牙槽骨、颌骨的退化较快，牙齿的退化较慢，这就可能导致牙列拥挤等错合畸形。错合畸形作为咀嚼器官退化的表现，往往占有一定的遗传优势，造成了遗传因素在牙颌畸形发病中占较高比例的现象。常见的遗传性牙颌畸形表现为牙齿拥挤、牙齿形态和数目异常、上下颌骨形态和大小异常、上颌或下颌前突、双颌前突、下颌后缩、唇裂、腭裂和面裂等。

2.25.2 先天因素与错合畸形

先天因素主要是指胎儿出生前的环境因素，即胎儿时期母体、

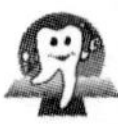

胚胎或两者同时受到某种环境因素的影响而导致胎儿牙颌器官发育异常。应该看到，先天因素虽然不一定具有遗传性，但遗传因素却都是先天的，主要包括以下几个方面。

⑴母体因素　母亲在怀孕期间营养不良、代谢的失调或患传染病，将会造成牙颌发育异常。如母亲在怀孕初期患风疹，胎儿出现畸形的可能性明显增加；若患梅毒，则可通过胎盘传给胎儿，使其颌骨发育异常，日后可见桑椹状磨牙及霍金森氏前牙；如果母亲在怀孕期间发生内分泌失调，也会影响胎儿的正常发育。有研究证实：肾上腺皮质激素的增多，可导致腭裂的出现。另外，妊娠初期母体如受到过量的放射线照射，也可能引起胎儿发育异常而造成错合畸形。

⑵胎儿因素　胎儿在发育早期，其自身的内分泌腺已参与本身新陈代谢。若胎儿自身的内分泌失调，可造成先天发育异常而出现错合畸形。另外，胎儿在子宫内的环境异常，如胎位不正、羊水压力异常、脐带缠绕等，可使口面部受到异常外力的作用，出现错合畸形。

⑶孕期外伤及产伤　怀孕期间母体遭受外伤或分娩时造成的产伤，都可能引起胎儿颌面部发育异常而导致畸形。

2.25.3 后天因素与错合畸形

后天因素：指出生后患者所处的环境和其他因素。

⑴急性或慢性传染病　某些急性传染病如麻疹、猩红热、水痘、天花等，因出现体温异常增高，可影响正常的牙齿矿化过程，造成牙釉质发育不全，甚至影响颌骨的正常发育。慢性消化不良和结核病等长期消耗性疾病，造成机体的营养状况不良，同时也影响颌骨的正常发育和牙齿的萌出，从而造成错合畸形。

⑵内分泌功能异常　①垂体是直接调节骨和牙齿生长发育的内分泌腺之一。如脑垂体功能不足时可产生侏儒症，其口颌系统的表

现是：下颌骨较小、牙弓狭窄、腭盖高拱；牙齿萌出迟缓，乳牙根吸收缓慢，恒牙发育迟缓，髓腔及根尖孔大，牙体小而变色，牙根短小，牙槽骨发育不全。但如脑垂体功能亢进，则产生垂体性巨人症，多见于成年人，除全身表现外，患者呈特殊的面貌。具体表现为：前额、颧骨及下颌均显前突，上下牙弓发生错位，严重者可能成为全牙弓反合，舌体过大而出现间隙，牙齿萌出过早，牙齿呈灰黄色，恒牙牙根吸收。②甲状腺的功能对牙齿和颌骨的发育也影响较大。甲状腺功能亢进时，表现为眼球突出，心率加快，震颤和肌无力；乳、恒牙均早萌，乳牙根吸收缓慢，乳牙滞留；牙齿呈青紫色。甲状腺功能不足时，表现为神情呆滞；口常张开，舌伸出口外，头颅大而短小，骨骼的生长发育迟缓；牙弓狭窄，腭盖高拱，下颌发育不足；牙齿拥挤错位，牙齿萌出迟缓，萌出次序紊乱，乳牙滞留，恒牙根吸收，牙齿发育不良等。

⑶营养不良性疾病　营养不良常导致维生素缺乏，也可引起错合畸形。维生素 A 缺乏可引起釉质发育不良及牙齿萌出迟缓；维生素 B_2 缺乏除可引起牙槽嵴萎缩外，还可能与后代发生腭裂有关；严重维生素 C 缺乏可引起坏血病，牙龈易出血和水肿，影响牙齿矿化的能力，造成严重的牙体和牙周病变，成为错合畸形的原因之一；维生素 D 缺乏可引起佝偻病，由于骨骼新陈代谢紊乱，颌骨的发育亦受影响，可产生上颌骨狭窄，腭盖高拱，上前牙前突拥挤及开合等。

2.25.4 口腔功能异常与错合 畸形

人的任何器官都有一定的形态，产生一定的功能，适当地行使其功能才能保证正常的发育，维护正常的形态。形态异常可影响功能的发挥，同样，功能异常会导致形态异常。牙合畸形的产生也与口腔功能异常密切相关。常见的有以下几种情况。

⑴吮吸功能异常　婴儿出生后即有吮吸动作，这是婴儿赖以生

存的一个基本条件。婴儿出生时，下颌处于远中位置，借助哺乳来调整，若为母乳喂养，能给下颌以适当的功能性刺激，可以使下颌从远中向前调至中性位置。若是人工喂养，可由于奶瓶位置及喂养姿势不正确，或橡皮奶头大小不适，使婴儿下颌前伸不足或前伸过度，这样会造成下颌远中错合或下颌前突畸形。由此可见，哺乳与下颌发育的关系是十分密切的。

⑵咀嚼功能异常　咀嚼肌未能充分使用，不能有效地发挥咀嚼功能，对合、颌、面的功能刺激不够，就会使颌面部发育不足。因此，儿童的食物，除高蛋白、高维生素外，应强调食品的物理性状富有纤维性、一定的粗糙性和耐嚼性。食用一定硬度的食品，增强咀嚼功能，促进合、颌、面的正常发育，从而使龋患率及牙周病患病率降低。良好的咀嚼功能，是预防错合畸形最自然、最有效的方法之一。而高度精制的、柔软粘滞的食物，是引起错合畸形的原因之一。

⑶异常吞咽　正常的吞咽动作是依靠咀嚼肌的作用，将上下颌牙弓紧密地咬合在正中合位，上下唇闭合，舌体位于牙弓之内与牙齿舌面和硬腭接触。舌从内侧，唇颊肌肉从外侧对牙列、颌骨施加压力形成内外动力平衡，从而保证儿童合、颌、面的正常生长发育。婴儿的吮吸功能是由舌、唇和下颌的协调活动而实现的。婴儿吃奶时，尤其是下颌用奶瓶人工喂养时，舌位于上下牙槽嵴之间与唇保持接触，进行吞咽，这是婴儿时期的生理特有现象。随着上下颌骨的增大、牙齿萌出，使口腔扩大，吞咽方式亦随之改变，舌不再接触唇。如果婴儿时的吞咽方式继续保留，吞咽时唇不能闭合，牙齿不能咬合，牙弓内外失去正常的动力平衡，在吞咽动作中，舌对上下牙弓所施加的压力，使上前牙向唇侧倾斜，并将下前牙压低，逐渐形成上牙弓前突及开合畸形。此外，下颌被降颌肌群向后下牵引，可发展成为下颌后缩畸形。

⑷肌功能异常　颌面部肌肉以两种方式影响颌骨的生长发育。一是肌附着处骨的形成依赖于肌肉的活动。二是肌系统为软组织系

统的重要组成部分，而软组织系统的功能在正常情况下，应该使下颌骨向下、向前生长。肌系统的部分缺陷可能来自于母体子宫内的未知原因或产伤，但较常见的原因是运动神经损伤，受损的神经会使其所支配的肌肉萎缩，从而使面部相应部位发育不良。

2.25.5 吮指习惯与错合畸形

吮指习惯是将手指放在正在萌出的上下前牙之间吮吸。在 2 岁左右的儿童中，大约 1/3 有此习惯。一般认为，儿童在 2 ～3 岁之间有吮指习惯可视为正常的生理活动，这种习惯通常在 4～6 岁后逐渐减少而自行消失。如果此习惯继续存在则属不良习惯。久之会阻碍牙齿的萌出和颌骨的发育，造成上下前牙不能相互接触，形成开合。在此畸形基础上还会继发伸舌习惯，又会进一步加重开合程度。做吮指动作时，由于颊部肌肉收缩，口腔内气压降低，而使上下牙弓狭窄，产生上前牙前突，并常伴有单侧后牙反合。若拇指压在硬腭上，还会造成硬腭凹陷，妨碍鼻腔向下发育，导致上颌骨前突，加重了错合畸形程度和日后矫治的难度。

2.25.6 伸舌习惯与错合畸形

儿童在替牙期常用舌尖舔松动的乳牙、乳牙残根或初萌的恒牙，因而形成吐舌或舔牙习惯。由吮指及口呼吸等习惯造成开合之后，很容易继发伸舌习惯。此外，患慢性扁桃体炎、慢性咽喉炎等疾病的儿童，为了使呼吸通畅，常将舌向前伸，借以促进舌的功能活动，从而引发伸舌习惯。

不同的伸舌习惯造成的错合畸形不完全相同。若经常将舌尖伸在上下前牙之间，使恒牙不能萌至正常位置，形成局部开合。由于舌的两侧薄中间厚，因而开合呈梭形，两侧后牙咬合可能是正常的。若伸舌时，舌尖置于上下前牙之前，并使下颌向前移位，则造成前牙开合畸形及下颌前突畸形。替牙时期，若患儿常用舌舔下前牙的舌面或松动的乳牙，则形成舔牙习惯，增大舌肌对下前牙的作用力，促使下前牙唇向倾斜，出现扇形牙间隙，甚至形成反合。若舌同时舔上下前牙，可形成双颌前突。

2.25.7 咬物习惯、偏侧咀嚼习惯与错合畸形

常见儿童咬铅笔和啃指甲，还可见咬指、衣角、袖口、手帕、被角、枕角及吮吸橡皮奶头等。如果咬物固定在牙弓的某一部位，常形成局部小开合畸形或个别牙反合。

偏侧咀嚼习惯一般出现在乳牙后期，是由于一侧磨牙有龋坏，或有乳磨牙早失，或有错合存在，从而影响了该侧牙列的正常咀嚼。患儿喜欢用健侧牙咀嚼食物，形成偏侧咀嚼习惯。偏侧咀嚼时下颌经常偏向咀嚼侧运动，牙弓向咀嚼侧旋转，使其呈远中合关系，而废用侧呈近中关系，下前牙中线向咀嚼侧偏移，颜面左右两侧发育不对称。咀嚼侧牙颌发育较充分，因有自洁作用，牙齿卫生较好。废用侧咀嚼功能低下，牙颌发育较差且缺乏自洁作用。使牙垢、牙石堆积而容易发生龋病和牙周病。这种情况有时也可见于成人。

2.25.8 睡眠习惯与错合畸形

孩子从出生后到6岁以前，尤其在1～2岁间，颅骨的生长发育特别迅速，到6岁时可完成成人颅骨体积的绝大部分，10～12岁颅骨发育基本完成。面部的生长发育速度较颅骨相对缓慢，但当牙齿发育和萌出时，尤其是恒牙陆续萌出时面部的增长才加快。最终使颅、面发育达到协调。

儿童时期的睡眠时间较长，婴幼儿会更多些，如果总是一个姿势睡觉，经常用手、肘或拳头枕在一侧的脸下或平时有托腮思考的习惯，都可以妨碍合、颌、面的正常发育及面部的对称。

家长应注意观察孩子睡觉的姿势，纠正其不良习惯。如果已发现面部、牙颌有畸形，应及时到医院予以治疗。

2.25.9 咬唇习惯与错合畸形

咬唇习惯多发生在 5～15 岁的儿童，通常是由于被老师和家长批评后情绪不好或模仿别人，出现咬唇动作，久而久之，形成咬唇习惯。儿童时期是恒牙萌出的关键时期，经常性咬唇动作，会对牙齿产生压力，干扰牙齿的正常或萌出，容易形成错合畸形。常见的咬唇习惯为咬下唇，也有咬上唇现象。由于对牙齿的压力不同，造成的错合畸形也不同。咬下唇时下唇处于上前牙舌侧和下前牙唇侧，增加了上前牙向外的压力和下前牙向舌侧的压力，可造成上前牙向唇侧倾斜，引起上颌前突；同时，阻碍下牙弓及下颌向前发育，下前牙受压向舌侧倾斜或移位，容易引起下前牙拥挤或下颌后缩。临床表现为开唇露齿、上唇短而厚、上前牙前突和下颌后缩等症状。咬上唇时恰恰相反，常常造成下前牙向唇侧倾斜，而上前牙受力内倾。表现为前牙反合（即下前牙咬在上前牙的唇侧）、下颌前突及上前牙拥挤等畸形。

2.25.10 乳牙期及替牙期的局部障碍与错合畸形

乳牙期及替牙期的局部障碍，是形成错合畸形常见因素。主要有下列几种情况。

⑴乳牙早失　儿童时期，乳牙承担着咀嚼功能的同时，在引导恒牙萌出、保持牙弓长度、促进颌骨及维持正常咬合关系等方面也起着重要作用。乳牙过早缺失，导致咀嚼功能下降，颌骨由于长期得不到足够咀嚼力的生理刺激而发育不足，容易出现牙齿拥挤。另外，留下的空隙可因邻牙倾斜和移位被部分或全部占据，导致恒牙错位萌出。下颌乳尖牙早失，可使下切牙舌侧移位，造成前牙深覆

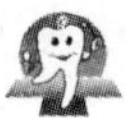

盖。多数乳磨牙早失后，为获得较多的功能性合接触，迫使患儿用前牙咀嚼，时间久了易形成下颌前突。

⑵乳牙滞留　是指乳牙已经到了该替换的时期却没脱落。乳牙滞留占据了恒牙的萌出位置，导致恒牙错位萌出或埋伏阻生。

⑶恒牙早失　多由于严重龋坏、牙周病、外伤等引起。恒牙过早缺失应及时修复，否则很容易出现邻牙向缺隙倾斜、对合牙过长以及牙列稀疏等现象。特别是第一恒磨牙的早失，不但会影响恒牙咬合关系的建立，常可出现下列牙合畸形：牙弓近远中长度不足，导致牙弓的近运中关系失调；对合牙增长过度，导致第二恒磨牙早萌，并发生近中倾斜移动。

⑷恒牙早萌　乳牙过早缺失，有时可能加速恒牙的萌出。过早萌出的恒牙，牙根发育往往滞后。这种早萌的恒牙，因其附着不牢，牙根发育不良，根尖易感染，不能担负咀嚼功能，可在正常咬合力下引起脱落和邻牙移位。

⑸恒牙萌出顺序紊乱　牙齿的萌出有一定顺序，一般情况下，下颌牙齿萌出比上颌同名牙齿萌出要早。如果上第一恒磨牙在下第一恒磨牙之前萌出，有可能构成远中错合，如果上第二恒磨牙先于前磨牙、磨牙萌出，会引起其前面的第一磨牙向近中倾斜，导致以后萌出的前磨牙间隙不足而引起拥挤。

⑹乳尖牙磨耗不足　乳尖牙因位置较特殊，其功能性磨耗不足，咬合时，上下乳尖牙可能出现早接触而引起合创伤。为了避免疼痛刺激，患儿常使下颌向前或向偏侧移动，日久可形成反合或姿势性下颌前突。

2.26 如何从“衣食住行”的角度预防错合畸形

2.26.1 饮食与错合畸形的预防

科学的饮食是预防牙合畸形的重要部分。首先，应适当限制甜食，尤其是儿童，千万不要养成吃零食习惯。而且要坚持饭后漱口、早晚刷牙。因为食物的蔗糖含量和在口内的滞留时间与龋齿的形成密切相关。其次，补充足够的营养，让儿童多吃含蛋白质、钙、磷、维生素 A 和 D 等营养丰富的食物，可促使牙齿的发育和坚固。如果营养不良，不仅会引起牙齿迟萌，而且萌出的牙齿也易龋坏。孩子在 10 个月、2 岁半和 5 岁时，是发育的关键时期，应多吃些牛奶、肉、鱼、虾皮、胡萝卜、山楂、菠菜和豆制品等食物。第三，应适量吃一些含氟的食品，氟是保持牙齿健康必不可少的物质，它以氟化钙和氟磷灰石的形式存在牙釉质中，具有抗酸防龋作用。含氟的食物有海带、海虾、莴苣等。第四，随着孩子年龄的增长，应让孩子多吃些海蜇、花生、甘蔗等耐嚼食物，尤其是换牙期间，可促使乳牙按时脱落；同时还可以刺激颌骨的生长发育，减少错合畸形的发生。

2.26.2 正确的喂养姿势

近年来，由于生活水平和生活方式的变化，婴幼儿的人工喂养逐渐增多。临床发现：用奶瓶人工喂养的儿童，牙合畸形的发病率明显高于母乳喂养的儿童。采用奶瓶喂养，若姿势不正确，儿童在吮吸时，肌肉群收缩对牙槽骨、颌骨的作用方向是不平衡的。同时奶瓶对牙槽骨还有一定的重力作用，尤其在婴幼儿躺下喂养时作用

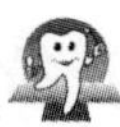

力更大。长期如此会引起颌骨发育不良。因此，人工喂养的姿势非常重要。喂奶时，婴幼儿应采取半卧位，奶瓶不要压迫上颌或下颌，以免造成下颌后缩畸形、面中 1/3 凹陷或前牙反合。奶嘴孔大小要合适，除中央有孔外，周围还应刺些小孔，使吮吸时口内压力均匀，有利于刺激咀嚼器官的正常发育。母乳喂养的婴幼儿吮吸时肌肉群收缩平衡地作用于牙槽骨、颌骨，有利于牙槽骨、颌骨的发育，可促进牙齿排列整齐，减少牙合畸形的发生。因此提倡母乳喂养不仅有利于婴幼儿身体健康发育，而且可以预防牙合畸形的产生。

2.26.3 妊娠期的营养与儿童的错合畸形

胎儿牙齿的生长发育大致可分为牙胚的形成和钙化、牙冠的形成、牙根的形成等几个阶段。全部乳牙牙胚及部分恒牙牙胚（切牙、侧切牙、尖牙和第一恒磨牙）的形成和钙化均在胚胎期。婴儿出生时，其上、下颌骨内已有 20 个乳牙胚和 16 个恒牙胚。可见，妊娠期对于牙齿的发育及出生后牙齿的萌出情况都有很大的影响。这一时期，孕妇应注意自身的调养。

妊娠初期(1～3 个月)，合理的饮食和营养平衡对孕妇的健康和胎儿的生长发育非常重要，尤其要摄入足够的蛋白质、钙、磷、维生素 A 等。否则将影响胎儿乳牙的发育，导致乳牙的质地差、抗龋能力低。避免服用安眠药、镇静药（如阿司匹林、扑热息痛等），或四环素、土霉素等抗生素类药物，这些药物可造成骨的生长障碍和牙齿的变色。另外，风疹之类的病毒感染会影响牙胚的发育，还可能造成唇裂或腭裂等畸形，怀孕期间应做好预防工作。

妊娠中期(4～6 个月)，胎儿的乳牙正处于矿化的过程，对钙、磷等无机物以及与钙代谢有关的维生素 A、D 的需要量较大。可多吃一些新鲜蔬菜或水果，切忌偏食、挑食。

妊娠后期(7～9 个月)，由于骨和牙齿的钙化，胎儿对钙的需求迅速增加。因此，怀孕妇女应适当补钙，多晒太阳，促进钙的吸收。

另外，也应注意补铁，以免贫血会对胎儿产生不利影响。

2.26.4 怎样在胎儿和婴儿时期预防错合畸形

母体怀孕第三周，胎儿面部开始发育，第二个月乳牙的牙胚开始形成，一直到20岁左右第三磨牙的牙根完全形成和恒牙列完全建立。此期间牙齿、颌骨与颜面均处于不断的生长发育变化中，任何影响生长发育的因素均可导致牙、颌、面的畸形。尤其是胎儿期与婴儿期。

胎儿时期应当注意母亲的营养和健康，因为这一时期缺乏营养或生病极易造成胎儿的先天畸形。若怀孕后 2 个月患风疹，胎儿出生后患牙颌畸形、乳牙迟萌、牙齿数目、形态异常以及颌骨发育紊乱的几率明显增高。另外，传染性疾病如梅毒也能引起胎儿出生后的牙颌畸形。怀孕期间营养缺乏也会引起许多颜面部和牙齿畸形，如维生素 A 缺乏能引起唇裂、维生素 B_2 缺乏能发生唇腭裂等。

婴幼儿时期最好用母乳喂养。幼儿处在体格生长的快速期，而消化功能相对较弱。而母乳中富含蛋白质、碳水化合物、脂肪、维生素、酶和各种抗体，不仅有利于吸收，还可以预防许多疾病，如佝偻病、贫血等。如果是人工喂养，应注意哺乳姿势。婴儿半岁后应辅以其他食物，逐渐增加咬合功能运动，从而刺激颌骨的正常发育。此外，应特别注意婴儿的睡眠姿势，需经常调换。若长期偏向一侧睡眠，会影响该侧面部的生长发育。

所以，胎儿和婴幼儿时期是预防错合畸形的重要时期。

2.26.5 怎样在儿童期预防错合畸形

儿童处在乳牙和恒牙的交替时期，容易受各种因素影响引起错合畸形。因此，必须做好以下几点：①加强饮食和营养的平衡。进入儿童期，身体生长发育加快，新陈代谢旺盛，需要充足的营养和

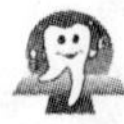

能量，以能保证机体各部分的正常发育。另外，食物既要易于消化，又要有一定的硬度，以刺激颌骨的发育。②纠正各种不良口腔习惯，如口呼吸习惯、吮吸手指、吐舌、伸舌、舔牙的习惯和偏侧咀嚼习惯等。③防治龋病。家长应应留意孩子的牙齿健康状况，发现龋齿后应及时治疗，以免造成乳牙早失引起的错合畸形。④预防和治疗全身性疾病如佝偻病、肺结核、消化不良、鼻咽部慢性炎症、扁桃体肥大等。⑤保持口腔卫生，督促儿童饭后漱口，并教会其正确的刷牙方法。

3.已病养治篇

（口腔内科）

3.1 现代医学对口腔内科疾病的治疗原则和方法

3.1.1 补牙为什么越早越好

牙齿一旦发生龋坏，就应该及时修补。道理很简单，正如俗语所说的：小洞不补，大洞五尺。龋洞经过治疗后可以阻止病变的发展，及早恢复牙齿的功能，保持牙列的完整。否则，病变就会越来越大，龋洞由浅入深，这样既破坏了更多的牙体组织，又会对冷热酸甜等刺激敏感。而当龋坏波及牙髓时，就可引起牙髓炎，此时牙痛会明显加重。若病变进一步发展，还会引起根尖周炎、根尖周脓肿，严重者可导致牙齿缺失，进而影响咀嚼，影响整个机体健康。另外，感染牙齿内有大量的细菌，成为潜在的病灶，当机体抵抗力下降时，细菌会大量进入血液，可引起败血症或心脏、肾脏等重要器官的损害。而及时补牙可防止因龋病的发展而导致的不良后果。

3.1.2 龋洞是如何治疗的

人们常常认为龋洞的治疗都是一样的，只要补上就行了，而往往对补牙需要进行两次甚至更多次的治疗不理解。那么龋洞到底是怎样治疗的呢？

由于龋洞病变的深度不同，治疗原则和方法也不一样。①浅龋和中龋，一般无自觉症状，或有轻微的冷热甜酸刺激痛，只要去除龋坏组织，就可一次性完成充填。②深龋，临床上可见深龋洞，有明显冷热酸甜刺激症状，或食物嵌入后可引起一过性疼痛，但无自发性疼痛。因这类龋坏洞形的底部已经接近牙髓，补牙时需进行护髓处理。症状明显者应先暂补观察，症状消失后才能做永久性充填。③若龋洞波及到牙髓或根尖周，则可导致剧烈的自发痛，甚至肿胀，这时就应先做牙髓治疗，待炎症消除后，才能进行充填。这种情况需要两次或多次就诊才能完成。

3.1.3 什么叫保髓治疗

保髓治疗就是在进行牙病治疗时，尽量保护生活的牙髓，避免牙髓受损伤，使牙髓组织处于健康生活状态的一种治疗方法。保髓治疗对牙体有什么好处呢？牙髓位于牙齿中间，由细胞、血管、神经、纤维等组成。血管主要运送营养物质，使牙齿具有韧性，也给牙齿修复提供原材料；牙髓神经主管牙齿的感觉，当牙齿受到损伤刺激时，以疼痛的形式反馈给大脑，从而提醒人们进行防治；细胞主要行使防御和修复等功能，可以消灭入侵的致病菌，形成新的牙齿组织。对于年轻恒牙，根尖孔尚未形成，呈喇叭口状，牙根较短，通过保髓治疗，可以促进牙根的继续生长和根尖孔的形成。因此，对损坏的牙齿，其治疗原则是应尽可能地保护生活的牙髓。

3.1.4 牙痛如何治疗

牙痛是口腔疾病的常见症状，可以是牙齿本身病变引起的，也可以是牙齿邻近器官的疼痛牵扯至牙齿引起的。牙痛的治疗应根据不同的病因进行处理，以达到解除疼痛、治疗疾病的目的。

⑴龋坏引起的疼痛　去除龋洞内龋坏组织，进行垫底充填，便可阻断外界刺激，消除疼痛。

⑵牙齿过敏引起的疼痛　需进行脱敏治疗，常用的方法有药物脱敏、离子导入脱敏、激光脱敏等。各种脱敏方法都是为了达到阻断外部对牙髓刺激的目的。

⑶急性牙髓炎和急性尖周炎　因疼痛剧烈，应首先进行开髓引流、安抚止痛或者牙髓失活治疗。对于不能立即得到口腔治疗的牙痛，如外出旅游，高空作业等，可以鼻闻冰片、白芷，口服去痛片、牙痛安，也可达到暂时止痛的目的。症状缓解后，继续进行治疗。

⑷牙周炎引起的疼痛　往往伴有牙周肿胀、牙齿松动。治疗一般采取冲洗、上药、脓肿切开，降低咬合。牙齿明显松动的可拔除患牙。

⑸外伤引起的牙齿疼痛　如果部分牙体缺失，感觉敏感的，可以进行脱敏治疗或者壳冠修复；有穿髓点暴露的，可进行保髓治疗；牙髓暴露比较多或有污染的，应在局麻下去除牙髓，尔后进行根管治疗，就可消除疼痛。对松动的牙还应进行固定。

⑹由邻近器官引起的牙痛　如三叉神经痛、上颌窦炎、冠心病、颞颌关节功能紊乱、中耳炎等引起的牙痛，应针对病因进行治疗，才能解除疼痛。

3.1.5 根管治疗是怎么回事

根管治疗是保存患牙的一种牙体手术，它的适用范围比较广，包括牙髓坏死、根尖周炎以及牙周牙髓联合病变。

根管治疗首先应对根管进行清理，去除牙齿内部的腐败坏死组织，消除感染源；其次，对根管进行消毒，常用方法包括药物、激光、微波、超声波等；最后，对根管进行充填，以达到消除炎症、促进根尖周组织病变愈合的目的。是目前牙髓治疗中较有效的治疗手段，一般需两次或多次就诊才能完成。

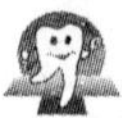

3.1.6 牙齿外科治疗能解决哪些问题

你知道吗？根管治疗并不是口腔医生治疗牙病的最后手段，有时结合口腔外科方法可以治疗根管治疗术不能解决的问题，达到最大限度地保存患牙，维护牙周组织健康，改善咀嚼功能的目的。主要包括：

⑴根尖切除术　适用于根尖病变较大，或根管弯曲、狭窄、堵塞，一般通过单纯的根管治疗难以治愈的病例。方法是在根尖部牙龈上做一小切口，去掉部分牙槽骨，截除根尖部牙根，刮除病变组织，进行逆行根管充填，最后关闭创面。

⑵根尖刮治术　是治疗慢性根尖周炎的辅助治疗方法。其目的是在根管治疗的基础上刮除牙齿根尖周病变组织，促进其愈合。

⑶断根术　又名截根术。适用于多根牙，牙冠完整，但某一牙根严重吸收、外露或破坏，而其他牙根尚好的情况。方法是从牙颈部切除病变牙根，保留完整牙冠。

⑷牙半切除术　当双根牙的一个根出现严重病变时，为消除病灶、减轻咬合负担，将有病变的牙根和相应的部分牙冠一并切除，保留没有病变的冠根。

⑸根管内种植术　对牙冠完整但较松动的前牙，经过牙髓、牙周治疗后，将金属桩通过根尖孔插入牙槽骨中，以延长牙根，增强牙齿的稳定性。

通过以上这些方法，就可以将过去认为必需拔除的许多牙保存下来。

3.1.7 口腔瘘管为什么要治疗牙齿

在口腔门诊常常会遇到这样的情况，患者心急火燎地来到医院：“医生！我口里经常长‘包’，长了又消，消了又长，并且经常流出咸糊糊的东西，是不是癌哟！”这种情况十有八九是牙齿病变引起的粘膜瘘管。其真正的病根在牙齿，一般是患有慢性根尖周炎或牙周炎。当身体抵抗力强时，邪不压正，致病因素被压制，“包”就消失；当紧张、疲劳、生病等抵抗力下降时，正不压邪，“包”又出现，如此反反复复。对这种情况，需进行牙齿治疗才能根本解决问题。如牙周炎要进行牙齿洁治、冲洗、消炎等治疗；根尖周炎则要进行根管清理、消毒和充填。没有必要保留的残根，要当机立断，予以拔除。通过这些治疗，瘘管大多可消失。如果病变较重，只对牙齿进行治疗不能消除瘘管的，可同时进行瘘管搔刮。

3.1.8 照牙片有什么用

当医生为患者诊治牙病时，常常建议患者拍牙片。为什么要拍牙片？照了之后又能解决哪些问题？这些都是患者常有的疑问。其实，牙片的作用非同小可。

通过 X 光片可以了解：①牙齿的病变部位、深度、范围以及与牙髓组织的关系；②牙髓腔的形态、根管的粗细、牙根的走向、是否做过根管治疗以及根管充填的情况；③牙齿周围是否有骨吸收、吸收的程度如何，牙根尖部是否有病变以及病变的大小；④有无埋藏牙、多余牙、囊肿等；⑤儿童在混合牙列期恒牙胚与乳牙的关系；⑥上颌磨牙与上颌窦，下颌磨牙与下颌管的关系。另外，牙片也是判断疾病是否痊愈的重要依据。

总之，拍牙片对口腔医生诊断牙病，设计治疗方案，采取治疗措施，判断愈后情况等都具有重要的作用。

3.1.9 什么是口腔病灶

这是一个专业术语，你也许是第一次听说过，它是什么含意呢？

单从字面上看，病灶就是疾病的发源地。它的确切概念是具有致病微生物的局部病变组织，其中的致病微生物或毒素可通过血液

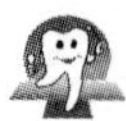

或淋巴液扩散引起其他组织或器官的感染，当发生在口腔中时，就叫口腔病灶。

口腔病灶引起感染的实例很早就有记载：公元前 650 年，埃及国王患了头痛及四肢痛，用尽了当时能做到的治疗方法，未能痊愈。后来在御医的建议下，拔除了一些患牙，就奇迹般地恢复了健康。在我们的生活中，也有肾脏病、心脏病日渐加重，当治疗牙病后，得以康复的例子。

在口腔里，存在有各种可能转移到远处的感染源。这包括牙周脓肿、牙周炎、根尖周炎、牙槽脓肿、感染的囊肿、冠周炎、冠周脓肿、残根、骨髓炎等。当人的抵抗力降低时，这些病灶中的细菌及其毒素可向远处扩散，引起其他器官的感染。如虹膜睫状体炎、亚急性细菌性心内膜炎、关节炎、肾脏病、头痛、眩晕等。可见，口腔病灶对人体健康的影响很大，不要轻视口腔中的“小毛病”，对口腔疾病要早防早治。

3.1.10 牙龈出血怎么办

牙龈出血是口腔疾病的常见症状之一，而引起出血的原因很多，分为局部性和全身性两种。

局部原因引起的牙龈出血，最常见的是牙石、软垢。它们长期刺激牙龈组织，导致充血、肿胀，轻者在刷牙、吮吸、咬硬物时出血，重者在轻微刺激或没刺激时也会出血。这种情况通过牙齿洁治和治疗牙周疾病就可以达到止血的目的。此外，假牙不合适，食物嵌塞、牙周损伤等，都可造成牙龈出血，需对因对症治疗。有些人因使用牙签不当，剔伤牙龈引起的出血，只要正确使用牙签，就可防止出血。

全身因素引起的牙龈出血，如坏血病是由于缺乏抗坏血酸（也称维生素 C）所致的全身性出血性疾病，而牙龈出血是其典型症状。通过补充维生素 C，或多食新鲜蔬菜和水果等富含维生素 C 的食物，出血就会得到纠正。另外，白血病、血友病、血小板减少性紫癜、再生障碍性贫血、肝硬化、脾功能亢进、热性疾病等也可引起牙龈出血。对此，应到医院进行详细检查，找出病因，对因治疗。

3.1.11 乳牙为什么要及时治疗

目前，许多家长认为乳牙迟早是要换的，有了牙病不予重视，也不及时治疗。这种观念是极其错误的。

我们知道，儿童最容易患龋病。由于乳牙钙化程度低，因而患龋率高，而且若未及时得到治疗，会很快发展到深龋、牙髓病或根尖周病，甚至导致乳牙的过早缺失，这样会带来许多不良后果。如乳牙患病可影响儿童的咀嚼功能，导致消化不良，甚至影响身体的健康发育。乳牙的过早脱落，会影响恒牙的萌出，导致牙列紊乱和错合畸形。另外，乳前牙缺失后，还会妨碍儿童的发音和美观。

由此可见，乳牙龋坏要早治，只有这样才能防止发生更严重的结果。

3.1.12 牙周炎局部治疗包括哪些

牙周病治疗过程中，局部治疗是关键的一环，主要包括去除局部刺激因素和局部用药两方面。

去除局部刺激因素一般采取机械方法去除牙齿周围的菌斑和牙石，临床上常采用超声波洁牙。

局部用药一般采用：①漱口剂。如0.05%～0.2%洗必泰液、2%碳酸氢钠、口泰、口洁素等，抑制龈上龈下菌斑的形成，减少口腔内致病菌的数量。②局部涂药。如在牙周袋内放入碘甘油，起到杀灭细菌、收敛组织的作用。也可放入螺旋霉素、甲硝唑等制成的药膜或药棒，让药物缓慢释放出来，长时间作用于牙周组织，以达到消炎的最佳效果。

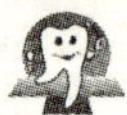

由于牙周炎形成后，牙周组织对牙齿的承受力减弱。因此治疗时应对患牙进行咬合调整，即略为降低牙齿的高度，减轻牙齿的负荷。如果牙周炎较重，引起牙齿轻度或中度松动，需进行松牙固定。若已重度松动，则需拔除牙齿。

3.1.13 口疮患者怎样配合治疗

口腔溃疡俗称“口疮”，是人群中的常见病、多发病，男女老幼均可发病。虽然可自愈，但反复发作，疼痛难忍，影响进食和说话，对人们的生活和工作带来严重影响。

迄今为止，尚无根治口疮的有效方法，但通过治疗可以使病情缩短，症状减轻，还能延长发病间隔期，减少复发次数。局部治疗以消炎、止痛、促进溃疡愈合为主。方法是采用止痛剂，如1%~2%奴夫卡因液含漱用以止痛；用金霉素、洗必泰等药膜贴敷患处，隔绝刺激和促进愈合。经久不愈、面积较大的溃疡可用强的松龙和普鲁卡因混悬液以浸润的方式注射于溃疡下方，减轻疼痛，促进愈合。全身治疗旨在消除致病因素，增强身体抵抗力，防止疾病再次发生。包括口服各种维生素和免疫调节剂，注射剂转移因子、胸腺素、丙种球蛋白等，调节人体免疫力，增强抵抗力，减轻炎症反应；此外还可采用中医进行辨证施治。

另外，患口疮后要注意调节自己的情绪，防止过度紧张；注意生活规律，不要过度疲劳；加强身体锻炼，增强机体的防御能力。

3.2 常见口腔内科疾病的中药疗法

中医中药是我国的国粹之一，其辨证论治思想已被世人广泛接受和衷爱，在口腔疾病的治疗方面也有独到的见解。

在龋病的防治方面：中医将其论证为胃水热盛，阴虚火旺，肾脾虚弱 3 个方面，分别给予清泻胃热，滋阴降火，补肾健脾治疗。牙本质过敏：中医认为是肾气虚损，肝肾阴虚。应分别给予益肾健骨，镇心安神；益肾养阴，养血养肝治疗。配以成药，金贵肾气丸，天王补心丹，杞菊地黄丸等。急性牙髓炎：是因为风寒，风热，肾虚。辅以成药：防风通圣丸，银翅解毒丸，知柏地黄丸等祛风、解热、补肾药物。急性尖周炎：中医认为是因为体弱，毒热蕴积于尖周所致。根据不同的情况分别辨证为：热毒蕴积证，胃肠蕴热证，气血两虚证。应该清热解毒，清胃泻火凉血和补气养血。牙周病：胃火上炎，肾阴不足。应施以清胃泻火，凉血止血。成药有：清胃黄连丸，牛黄上清丸；六味地黄丸，归芍地黄丸。

对于口腔粘膜病，中医也有精辟的论述。急性者多表现发红、充血、水肿，重者破溃腐烂，多为火热上蒸，湿热凝聚。治则清热利湿，凉血解毒。也有风湿热毒蕴蒸于口腔所致，治则清热解毒，疏风利湿。慢性病损多为脾经或肾经所造成，治则益气健脾，滋阴清热。中医将复发性口疮分为阴虚火旺，脾肾阳虚，心脾实火，气滞血淤，肾阴虚夹湿五型进行施治。带状疱疹以风邪火毒，脾经湿热，气滞血淤进行辨证施治，成药有龙胆泻肝丸，板蓝根冲剂，复方丹参片，当归浸膏片。口腔念珠菌病以脾胃积热，阴虚火实进行论治。扁平苔藓以肝肾阴虚，肝气郁结，气血亏虚，肝经实火，脾胃湿热，气滞血淤六型进行辨证论治等。

3.3 “衣食住行”与治疗口腔内科疾病的关系

3.3.1 变色牙、着色牙患者如何选择美容方式

牙齿着色、变色后影响面容美观，目前主要通过牙齿美容进行治疗，常用的方法有以下几种。

⑴磨除法　适用于牙齿的表浅着色，如轻度氟斑牙、烟垢、色素等，可采用磨除和抛光的方法将其去除。

⑵漂白术　是应用氧化剂或酸蚀剂去除牙齿的着色。但漂白术并非人人有效，应由专科医生严格选择适应证。漂白术可分为外漂

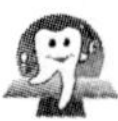

白和内漂白。

外漂白主要适用于轻度无缺损的氟斑牙和四环素牙的脱色治疗。有两种方法：一是氧化法，最常用的药物是 30%的过氧化氢，近年来也有采用过氧化脲作为漂白剂。另外一种是酸蚀法，采用 18%～36%的盐酸涂于着色牙面，使釉质表层脱钙溶解而除去色素，然后再用 10%的葡萄糖酸钙矿化液促使牙齿再矿化。

内漂白主要用于无髓的变色牙或严重四环素染色牙的漂白。方法是将 30%的过氧化氢封于髓腔内，数日后更换，直到牙齿变白为止。

⑶复合树脂遮盖　复合树脂具有与天然牙相近的颜色，将其粘结在患牙表面，以达到遮盖变色牙或修复牙缺损的目的。

⑷牙齿贴面　是将成品牙面（包括树脂牙面、烤瓷牙面、陶瓷牙面等）粘贴到着色或变色牙上，具有较好的遮盖效果。

⑸烤瓷冠修复　是目前较理想的牙齿美容技术，具有色泽逼真、强度高、耐磨性好、与天然牙相近的特点。

3.3.2 牙龈炎如何养治

牙龈炎是局限于牙齿周围软组织的疾病，一般表现为牙龈红肿、出血或肥大、增生。多由局部因素刺激引起的，如牙石、菌斑、不良修复体、充填物悬突、食物嵌塞等。

消除这些刺激因素是治疗此病的关键。首先，要注意口腔卫生，掌握正确的刷牙方法，尤其是牙齿正畸治疗期间，由于口内有矫治装置，容易滞留食物残渣，导致牙龈炎，刷牙时更应仔细。牙石、菌斑较多者应到医院进行洁治，若牙龈反复出血，还应排除全身因素。对不良修复体引起的牙龈炎，宜尽早拆除。食物嵌塞者，应查明原因，对症治疗。

此外，食物对此病也有很好的预防和治疗作用，如多吃富含维生素、蛋白质的食物（动物肝脏、蔬菜、水果等），可提高机体的抗病能力。

3.3.3 牙髓炎、根尖周炎的生活调理

患牙髓炎的患者，牙髓腔内的组织充血水肿，内压增高，外界刺激或机体抵抗力下降时，容易导致牙髓炎的急性发作。故在诊治的同时应注意饮食清淡、温软，少吃辛辣食品，最好不要吸烟、饮酒。尽量避免吃过硬的食物，以防咀嚼时食物的碎块嵌入龋洞内，刺激牙髓而加重疼痛。牙齿一旦有自发性痛应及时就诊。

患根尖周炎患者多因牙齿肿胀、松动、伸长而不能咬合，有的甚至出现发热、畏寒、乏力、淋巴结肿大等全身症状。因此，更应注意饮食上的调理，多吃流质和富含营养的食物。应随气温变化及时增减衣物，防止感冒加重病情。应避免劳累，多注意休息，治疗期间尽量不要远途旅行。在急性尖周炎期间不宜拔牙，以防止感染扩散。

3.3.4 食物嵌塞的养治

人们在吃瘦肉或纤维素性食物时，出现塞牙的现象，医学上称为食物嵌塞。

食物嵌塞分为两类：一类是水平性食物嵌塞，一类是垂直性食物嵌塞。前者多见于龈乳头萎缩，牙齿邻近点下的间隙增宽。在进食时，由于颊、舌侧肌肉的运动，将食物推入牙齿的邻间隙中，造成食物滞留。这类嵌塞一般较易去除。后者是由于咬合力的作用，使食物以垂直方向塞进两牙的邻接点之间，一般较难去除。食物嵌塞后，牙齿有挤压、胀痛感。若不及时剔除，可引起牙龈发炎，日久还会引起牙齿龋坏或牙周炎。

水平性食物嵌塞的患者，应注意口腔卫生，正确使用牙签或牙线去除嵌塞物，防止损伤牙龈组织。

垂直性食物嵌塞，如果是邻接关系不良者，应到医院及时就诊，恢复其正常的邻接关系。对过锐牙尖或咬合关系异常的，可通过调整咬合的方式解决。如果是牙齿邻面龋坏引起的食物嵌塞，则应及时补牙。有牙齿松动者，可进行松牙固定或联冠修复。对于无功能的牙齿可通过拔牙消除食物嵌塞。

3.3.5 怎样消除口臭

首先要说明的是口臭可以有许多因素引起，对其治疗应找出原因，进行适当的处理。绝大多数口臭是可以减轻或消除的。

预防和消除口臭，总的原则是保持口腔清洁卫生，积极治疗原发病。对于大部分人来说，每天早晚刷牙、饭后漱口就可以减轻和消除口臭。当吃过葱、蒜、臭豆腐等食品后，应刷牙以消除口内食物残渣，并咀嚼茶叶或用浓茶水漱口，可以明显减轻口腔异味。对菌斑、牙石引起的口臭应采用龈上洁治和龈下刮治。对龋齿、食物嵌塞引起的口臭应进行牙体治疗。对牙龈炎、牙周病引起的口臭，应进行洁牙及相应的治疗。对全身性疾病引起的口臭应针对病因积极进行有效的治疗。

3.3.6 口腔中出现白色斑纹怎么办

口腔粘膜上的白色斑纹是口腔粘膜病的一类表现。常见的口腔白色斑纹类疾病有：口腔白色角化病、口腔白斑、扁平苔藓等。

口腔白色角化病是一种浅表的灰白色损害，在一般情况下，病情较稳定。多见于口腔卫生不良的男性，一般有局部机械刺激因素，如残冠、残根、错位牙、磨损牙、不良修复体等。当局部刺激因素减轻或去除后，这些病损会逐渐变薄或消失。

口腔白斑是指仅仅发生于粘膜上的白色或灰白色斑块状损害，局部刺激因素是其发病的重要原因，多数人有吸烟的习惯，而且发病的部位往往与吸烟刺激的部位一致。咀嚼槟榔，喜食刺激性食物如酒、辣、烫，有残冠、残根、不良修复体等刺激物，以及维生素 B_{12} 和叶酸缺乏、缺铁性贫血、白色念珠菌感染、梅毒、射线、口干症等均与此病有关。值得注意的是口腔白斑具有癌变的可能，应及时消除致病因素，积极治疗。

扁平苔藓是一种皮肤、粘膜慢性病损，可独立发生于口腔或皮肤，也可同时罹患。原因不明，仍以白色条纹为其主要特征。一旦发现也应及时诊治。

3.3.7“酸倒牙”怎么治

有的人遇冷、热、酸、甜等刺激性食物常会引起牙齿酸胀不适，咀嚼无力，这在医学上叫做牙齿感觉过敏症。因为常常以酸的症状最明显，所以又俗称“酸倒牙”。

“酸倒牙”是牙齿的牙髓组织受到外界刺激引起的。当用尖锐的探针在牙面上滑动时，可找到一个或几个过敏区。它发作迅速、疼痛尖锐、时间短暂，是多种牙体疾病的共有症状。这是由于牙齿的牙釉质受到破坏，外界刺激通过牙本质小管作用于牙髓神经所致。磨耗、楔形缺损、牙折、龋病、隐裂、牙周萎缩等均可发生牙本质过敏。

治疗牙齿过敏的药物和方法很多，其治疗原理归纳起来不外乎化学治疗和物理治疗两大类。化学治疗主要通过作用于牙本质小管内的蛋白质成分使其发生改变，阻塞牙本质小管，阻断外界物质对牙髓组织的刺激；或者直接麻醉牙髓神经而发生脱敏作用。物理治疗主要是通过机械操作使脱敏物质覆盖或粘接在牙齿表面，形成一层保护层，隔绝外界物质对牙髓的刺激，达到治疗牙齿过敏的目的。如各种釉质粘结剂、光固化树脂等。一般而言，具有阻塞作用的脱敏剂较麻醉作用的脱敏剂效果好，阻塞时间越长，脱敏效果越好。另外也可采用激光、离子导入等方法进行脱敏治疗。

在某些脱敏牙膏中，也含有一些治疗牙齿过敏的活性成分，如单氟磷酸钠、氟化钠、氯化锶、草酸钾等。长期使用，有一定的脱敏效果，但因浓度较低，在口腔中停留时间短，脱敏效果往往较差。

3.3.8 牙齿补后能用多久

补好的牙齿究竟能使用多长时间，这是患者普遍关心的问题，也是涉及多方面因素的问题。

首先是牙齿本身的状况，即就诊时牙齿损坏的程度、范围、部位及牙洞的形状。如果牙齿损坏程度较轻，范围较小，只需去净洞内的腐败坏死组织，备好洞形，就可进行永久性的充填。这样补好的牙齿应该是可以使用很多年的。但如果牙齿破坏严重，累及多个牙面，洞形不佳，则充填物容易脱落。特别是经过牙髓治疗后的死髓牙，由于没有了血液供应，牙齿韧性和抗压强度降低，质地变脆。当咬硬物时，容易引起牙齿折裂、充填物脱落，导致充填失败。

其次是补牙的材料，由于各种材料的性能和特点不同，其使用年限也就各异。临床上应根据具体情况选用合适的补牙材料。如需承受咬合力的地方则选用强度高、耐磨性好的银汞合金充填窝洞。若要考虑美观因素，则选用复合树脂或玻璃离子水门汀。一般的暂补材料维持时间较短，则需适时更换。

最后是患者自身的维护。牙齿损坏后，其完整性被破坏，补牙后只能部分恢复其功能，因此咬合功能不能同正常牙齿相比。尤其是经过牙髓治疗的牙齿，使用时更应小心，切忌咬过硬的食物。尚需注意口腔卫生，防止继发龋的发生。

需要说明的是，医生的每一步操作技术的好坏也直接影响补牙的成功与否。

由此可见，补牙的使用年限与医生和患者都密切相关。只要正确治疗，合理使用，精心维护，一般情况下可使用 10~20 年，甚至更长。

3.3.9 补牙后为什么有时会痛

补牙后既无疼痛，又经久耐用，是每个人都希望的。但临床上有时会出现补牙后疼痛。其原因有哪些呢？疼痛发生后又怎样处理呢？

最常见的是冷热刺激痛。其原因有：制洞过程中产热或切割牙体组织过多；消毒药物刺激牙髓；未垫基底或垫底不全；材料与洞壁不密合等均可引起补牙后疼痛。对这类牙痛可暂行观察1～2周，一般症状可自行消除。若无改善或有加重，应到医院就诊处理。

另一种情况是自发性疼痛，若在近期发生，多为将牙髓炎误诊为深龋，或制洞中意外穿髓点所致；远期发生的疼痛则是由于继发性龋坏导致的牙髓炎。此外，牙髓治疗不彻底也可发生补牙后疼痛。一旦出现这些情况，应及时就诊。

再就是咬合痛。大都是由于充填物有早接触点，咬合时造成牙周组织损伤所致。其特点是自觉补过的牙比其他牙要高，检查咬合面可发现补料上有亮点。对此情况只需做咬合调改，就可缓解或消除疼痛。

3.3.10 治疗牙病时为什么要按时复诊

临床上常常有这种情况，牙病初次治疗后，医生要向患者反复交待下次复诊时间，这是为什么呢？

牙齿患深龋时，往往已对牙髓产生一定的刺激作用，而且制洞过程中同样会刺激牙髓，但均属可逆性。临床上为了保护牙髓，常采用氧化锌丁香油水门汀进行暂补，观察1～2周。若无不适症状，则需复诊进行永久充填。

对于牙髓炎患者来讲，一般牙髓已无保存的可能，需通过牙髓失活的方法来处理牙髓，为下一步治疗创造条件。而常用的失活剂对细胞具有毒性作用，无自限性。超过复诊时间，可渗出根尖孔造成周围软组织和骨组织的坏死，并随时间的延长，破坏范围增大。因此，对失活剂有严格的时间要求，患者必须按时复诊。

根尖周炎的常规治疗方法是根管治疗。初次治疗，需去除牙髓腔内的坏死感染组织，但往往难以彻底消除感染源，尤其是藏匿于牙齿副根管和弯曲根管中的细菌，需通过根管消毒清除残余感染，这往往需要一定的作用时间，复诊时间过短或过长都不利于治疗。

牙周炎和冠周炎也需要多次冲洗、上药，才能消除炎症。

3.3.11“消炎药”能止住牙痛吗

许多人有这样的常识，身体某部位有了炎症，引起疼痛，需用抗生素，也就是所谓的“消炎药”治疗。这种观点，其实没有错，对机体发炎引起的疼痛，“消炎药”能起到控制炎症、缓解疼痛的作用。但是对于大多数口腔疾病引起的牙痛，仅仅使用“消炎药”则难以达到理想的效果。

如龋病引起的刺激性疼痛，是由于硬组织受到破坏后，外界刺激经此途径传入牙髓所致。只有通过补牙的形式才能隔绝外界刺激，达到消除疼痛的目的。

急性牙髓炎引起的疼痛剧烈，难以忍受。这是因为牙髓组织被硬组织包围着，一旦出现炎症，渗出增多，导致髓腔内的压力剧增，压迫牙髓神经，引起剧痛。而且牙髓仅通过狭小的根尖孔与机体相通，药物难以奏效。只有经过开髓引流，解除髓腔内的压力，才能缓解疼痛。

对急性根尖周炎，由于炎症在根尖部，炎性渗出物难以找到出路，同样会产生压力而引起疼痛。只有通过开通根管，才能缓解压力。

总之，针对炎症，采用抗炎治疗是没错的。但需清楚，“消炎药”不能包治百病，尤其对牙痛，应进行专科治疗，才能从根本上解除疼痛。

3.4 了解一些口腔内科就诊的常识

3.4.1 怎样配合医生诊治牙病

到医院看病时，应有充分的思想准备，不要过分紧张，尽可能稳定情绪。就诊前晚最好能保证充足的睡眠。上午就诊时，应吃早饭，防止注射麻药时出现晕针现象。

叙述病史应简单明了，将你感到最不适的症状、疾病的发展和治疗经过、有无药物过敏史以及与该病有关的病史告诉医生。以便医生充分了解你的病情，结合必要的检查，做出正确的诊断。儿童心理发育不成熟，对医生有恐惧感，治疗过程中不易配合。因此，就诊前家长应做好说服和引导工作。

治疗过程中，应尽可能缓解紧张情绪，听从医生和护士的安排，配合好每一个治疗步骤，克服治疗中的一些不适感。

牙齿治疗后，应认真听取和遵循医嘱。如①治疗牙髓炎时，失活牙髓有一个严格的时间限制，必须按时复诊，否则超过时间，会导致一些不良后果。②银汞合金补牙后，一般要求当天不用该牙咬东西。因为银汞合金的完全结固时间需 24 小时，在这之前咬硬物易导致补物的变形，甚至折裂，从而造成治疗的失败。③当牙齿组织缺损过多和经牙髓治疗后，不宜咬过硬的食物，防止牙折。必要时可用金属全冠加以保护。④牙周病、尖周病除了局部治疗外，有的还应合理使用抗生素配合治疗。⑤某些特殊疾病还应注意饮食的调理。⑥如果牙齿治疗后，出现不适症状，应到医院复诊。

3.4.2 补牙时不磨牙，行吗

常有人在补牙时，要求医生不磨牙。一是惧怕磨牙时发出的刺耳声和产生的酸痛感，再者担心牙齿磨除过多，影响牙齿的强度。

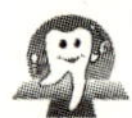

对医生来讲，也希望找到一种既不磨牙、又能治好牙病的方法。不过迄今为止，尚未找到替代磨牙的有效方法。

那么补牙时为什么要磨牙呢？其主要目的是：①去除龋洞内的腐败坏死物质，防止其进一步破坏牙齿和牙髓。②为了补牙材料不致脱落，需要制备合适的洞形。③对已患牙髓炎或根尖周炎的患牙，须钻磨牙齿，以便开放髓腔，减轻压力，缓解疼痛。④咬合不良者，需打磨牙齿，调整咬合，降低咬合力。因此磨牙是必要的。

至于担心牙体组织磨除后，会影响牙齿的强度，对此不必过虑。当口腔专科医生在操作时会遵循磨牙制洞的基本原则，尽可能地少磨牙体组织，并会尽力消除影响牙齿强度的薄弱环节。

3.4.3 口腔科常用的补牙材料有哪些

一提到补牙，人们常常要问："有哪些补牙材料？"，"哪种材料更好？能用多久？"，"对身体有无损害？"等等。在此将常用的补牙材料做一简要介绍，以解除患者心中的疑虑，以更好地配合医生的治疗以及补牙后的自我维护。

⑴银汞合金　是由银合金粉和汞在常温下调制而成的永久性充填材料。该材料性能稳定、坚固耐用，其抗力性能与牙齿组织相当，是目前最常用和较理想的后牙充填材料。但也有其不足，比如色泽与牙齿不协调；本身无粘结力，补牙时需制备合适的洞形，故而需磨除一定的牙齿组织；属良导体，补牙时需垫底隔绝外界刺激。

⑵氧化锌丁香油水门汀　该材料容易除去，成分中含有丁香油，具有安抚止痛，保护牙髓作用。由于其强度较低，在治疗中常用作龋洞垫底和保护牙髓的材料，在封药时又常用作暂封材料。

⑶磷酸锌水门汀　由磷酸锌粉和磷酸液等调和而成。抗压强度较高，有一定的粘结性，为不良导体，长期与唾液、水接触，能被溶解。主要用于龋洞的垫底材料、牙齿修复体的粘结剂和乳牙充填材料。由于该材料具有一定的刺激性，不能直接用于深龋垫底，否

则会损伤牙髓。

(4)玻璃离子水门汀　色泽接近于牙齿的颜色，抗压强度较高，具有较好的粘结性，对牙髓刺激性小，常用作前牙的垫底和充填材料。含氟的玻璃离子水门汀具有一定的防龋作用。另外，采用其作充填材料时，具有少磨牙的优点。

(5)复合树脂　由树脂和无机充填料组成。优点是色泽美观，体积收缩和热的膨胀系数小，不溶于唾液，有较好的机械性能和粘结性能。但耐磨性较差。多用于前牙和牙颈部缺损的修复。光固化复合树脂色泽较稳定，多用于四环素牙、氟斑牙、死髓牙等变色牙的治疗。近年来新型复合树脂材料已用于后牙的充填材料，并有取代银汞合金的趋势。

（口腔颌面外科）

3.5 哪些牙应拔除

牙齿是人体重要器官之一，随着口腔医学的发展，很多过去属于拔牙之列的病牙现在都能保留了。因此我们首先应尽可能地考虑保存患牙，拔牙只是“不得已而为之”了。那么究竟哪些牙才能列于拔牙的“黑名单”呢？

主要包括：①龋坏、外伤等原因引起牙体严重破坏，无法治疗或治疗效果不佳者；②严重牙周病或根尖周病变，经保守治疗无效者；③异常萌出或不能萌出的阻生牙、埋伏牙、多生牙，并引起冠周炎、邻牙病变或咬合错乱者；④融合牙、双生牙、移位牙或错位牙并影响咀嚼功能、美容者；⑤乳牙滞留，影响恒牙萌出或引起恒牙移位者；⑥病灶牙，其存在导致口腔颌面部感染或全身疾患者；⑦因无对合牙存在而伸长、倾斜，妨碍下颌运动或义齿修复的牙；⑧因治疗（包括正畸治疗、肿瘤治疗）需拔除的牙。

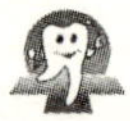

一般而言，符合以上条件的牙均需拔除。但是，拔牙与否、什么时候拔及怎样拔，又要视具体情况由专科医生来做决定，切莫自做主张。

3.6 颌面部感染的常见类型

3.6.1 长“尽头牙”为什么会疼

“尽头牙”又叫智齿，医学上称为第三磨牙，一般上下左右共4颗。它是最后长出、位置最靠后的牙，这大概就是“尽头牙”的由来吧。一般长牙齿不会疼，而长智齿为什么会疼呢？这还得从头说起。

随着人类的进化及食物种类的变化（由粗到细），带来咀嚼器官的退化，造成颌骨牙槽突（人们常说的牙床）长度与牙齿排列所需长度不协调。这样先长出的牙齿因有足够的“地盘”而挺直腰杆，而“尽头牙”是最后长出的牙，自然剩下的“地盘”就可能不够而阻碍其长出。但为求生存，智齿就只能“背躬屈膝”了，其牙冠只能部分或全部不能长出，这种情况下称为“阻生牙”（图11）。由于牙冠部分或全部被牙龈所覆盖，这样在牙龈与牙冠之间形成间隙或叫盲袋，内有适宜细菌生长的温度和湿度，一旦食物残渣嵌入盲袋而又未能及时清除，盲袋就成了细菌生长的“温床”。当然细菌的繁殖要受人体抵抗力的抑制及局部正常细菌的干扰，故不会发生感染；但一旦人体局部或全身抵抗力下降，比如“受凉”、过度劳累或感冒等，使口腔局部

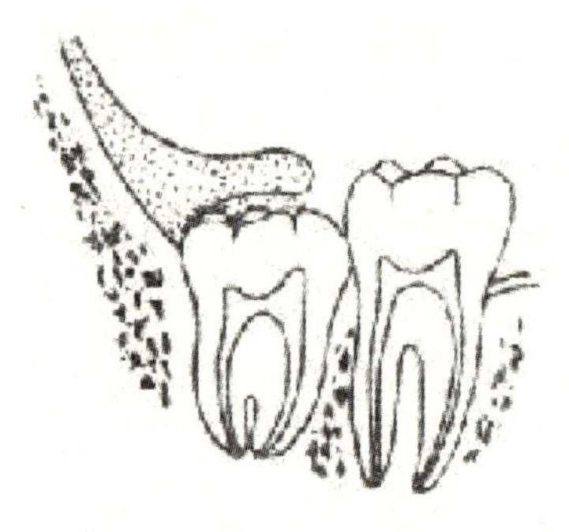

图11 阻生牙

生态环境平衡失调，感染的发生就不可避免了。医学上把它叫冠周炎或智齿冠周炎。这样就会出现红肿、热痛及张口困难等炎症表现。

3.6.2 何为“兴羊子”？“兴羊子”一定是发炎吗

所谓“兴羊子”，医学上称之为淋巴结肿大。淋巴结是人体的免疫器官，它们好像机体的一个个哨卡，集结成群，分区管辖，可阻挡包括细菌、病毒、肿瘤等异物向人体的深部入侵而起到屏障作用。当异物通过淋巴结时，就会被其中的细胞“吞食”并利用自身的“化学武器”将其消灭掉，同时淋巴结自身也可能因“消化不良”而肿大。

一般而言，淋巴结的肿大常常提醒我们其“所辖区域”有“外敌”入侵，这当然包括致病菌、病毒、寄生虫、真菌及恶性肿瘤细胞等，但多数是感染性疾病引起。我们大可不必“见‘羊子’色变”，但也不能掉以轻心，一味认为是感染而随便吃点“消炎药”了事。要提防恶性肿瘤，以便能早期发现、早诊断、早治疗。

3.6.3“寸耳寒”是腮腺炎吗

“寸耳”，顾名思义，是距耳垂“一寸”的地方，这正好是人体腮腺的位置。“寸耳寒”的常见症状就是腮区肿胀、疼痛，皮肤无发红，但患者可能出现寒战，这也许就是“寸耳寒”的由来吧。但“寸耳寒”是腮腺炎吗？严格地讲，它也属于腮腺的感染性炎症，是病毒通过呼吸道传播进入人体引起的腮腺感染。不过它又不同于一般的感染性疾病，因为寸耳寒是具有传染性的，医学上把它称为流行性腮腺炎；同时若因治疗不及时还可能引起睾丸炎、卵巢炎及脑膜炎等并发症。所以，寸耳寒是一种急性传染性疾病，易并发多种并发症，我们决不能等闲视之，要及时到医院进行正规的处理。

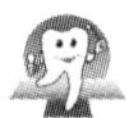

3.7 现代医学对颌面部感染的治疗原则和方法是什么

颌面部感染的治疗与身体其他部位的感染治疗相类似，即消除感染病因及毒性物质（脓液、坏死组织液），增强人体抗感染和修复能力。其治疗方法可分为全身治疗和局部治疗。

局部治疗包括：①局部清洁，避免不良刺激，特别是面部疖痈，严禁挤压；②外用药：有散淤、消肿、止痛或促进炎症局限作用；③物理疗法：改善局部血液循环，增加局部抵抗力，促进吸收和病灶局限；④手术治疗：包括脓肿切开排脓及清除病灶。

全身治疗包括①支持疗法：目的是改善患者全身状况，增强抵抗力，使各种疗法通过人体防御功能而发挥作用；②抗生素：对较重、范围较大或有扩展趋势的感染，才需全身用药；③中药：一般用清热解毒药。

当然，颌面部感染也有其特殊性，如智齿冠周炎、面部疖痈以及手术切口选择等都有其特点，这也需因人、因病而异，切忌“眉毛胡子一把抓”。

3.7.1 治疗颌面部感染一定要用“消炎药”吗

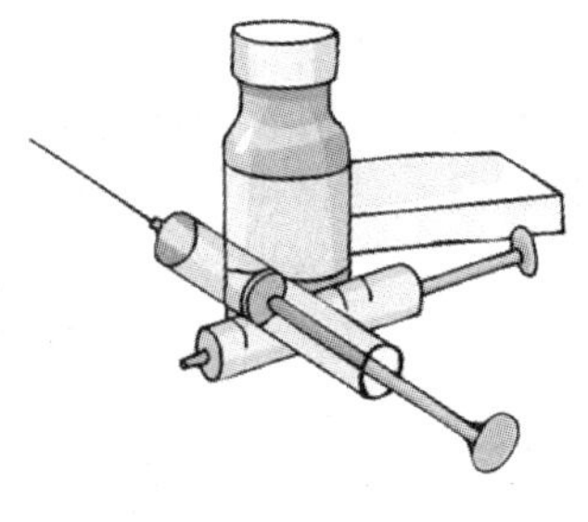

口腔颌面部感染是病原微生物（细菌、病毒、原虫、霉菌等）的侵袭以及机体对这种异常侵袭产生防御性反应的过程，即炎症反应。可见病原微生物的入侵是“因”，机体炎症的产生是“果”，而我们治疗原则也应针对以上两个方面。即对“因”杀死病原微生物；对“果”进行消炎止痛等对症治疗。由此看出，颌面部感染的治疗不仅是吃“消炎药”。在这里，我们要提醒大家注意两个概念，人们口头常说的“消炎药”，如青霉素、红霉素、庆大霉素等，医学上把它们叫做抗生素，因它们有直接杀死或抑制病原菌的作用；而医学上真正的消炎药则是人们熟知的激素，如强的松、地塞米松；它们具有抑制炎症的作用，即能减轻红、肿、热痛的炎症反应。但激素在抑制炎症反应的同时，也降低了人体局部及全身的防御能力。因为炎症反应实质是人体对异常侵染的防御性反应，况且它还有如“满月脸”、“水牛背”、“向心性肥肿”等副作用。所以对于真正的消炎药——激素，在治疗颌面部感染时要慎用。所谓慎用，就是该用时就一定要用，不该用时就一定不用，即慎用不等于不用，也不等于滥用。那到底什么时候该用，什么时候不该用呢？这应由医生根据不同患者不同的全身情况，不同的病情来决定，切莫“自作主张”。

3.7.2 治疗颌面部感染如何选用“消炎药”

治疗颌面部感染时，“消炎药”，即医学上的抗生素、磺胺等可随便用吗？答案是否定的。

自然界中存在大量的致病菌，“魔高一尺，道高一丈”，我们医务工作者也掌握了大量的抗生素，一种抗生素可能对多种致病菌有杀伤力，而一种细菌可能对多种抗生素都能“俯首称臣”；从另一方面讲，就意味着某些抗生素对某些细菌就会有“奈我若何”的感叹了。因此，这就存在一个选择有效抗生素的问题。为此，首先我们得知道“来者何物”，即明确感染致病菌的种类。这可根据一般临床经验判断，有条件者可做细菌涂片或培养“以显其形”，然后根据这个“的”来选择我们的“矢”，即“有的放矢”，而不是“有敌放矢”。那是不是把选中了的“矢”发出去就能消灭“敌人”呢？不一定，这还有一个抗生素量的问题，大多数抗生素是通过一个途径如口服、肌注、静脉注射进入人体血液，血液再将其运到感染部位，然后才起到杀菌作用，所以医学上用“血药浓度”来度量抗生素的量。研究表明，只有抗生素达到一定血药浓度才能杀灭细菌，如果达不到一定的血药浓度，就不能消灭细菌。未被杀死的病菌会迅速生长、繁殖，并会产生“抵抗”，即医学上叫的抗药性或耐药性，让有效抗生素“失效”。因此，我们除抗生素的种类外，还应注意足够的剂量（不是大剂量），即按时、按量用药，只有这样才可能药到病除。

当然，对于抗生素的选择不止这些。每种抗生素对人体器官功能有一定的危害，如庆大霉素对肾、听神经损害；而不同器官的疾病又会影响药物的作用，这时需调整药物的种类及剂量。且人体除口腔外，还存着肠道、阴道、泌尿道微生态系，由于抗生素“一对多”的关系，就会出现“误伤”，从而导致其他部位微生物生态平衡失调而出现二重感染。一些药物还可出现过敏反应，危及生命。因此，正确地选用抗生素是很重要的，患者也应在医生的指导下用药。

就抗菌谱而言，口腔颌面部的一般性感染可选用青霉素、红霉素或抗厌氧菌药物如甲硝唑或替硝唑，而对于口腔颌面部特异性感染如结核，则需抗痨治疗。而就具体疾病而言，仍需具体对待，在医生的指导下用药。

3.8 现代医学对颌面部肿瘤的治疗原则及方法

3.8.1 现代医学对肿瘤的治疗原则是什么

对肿瘤的治疗，首先要树立综合治疗观点，应根据肿瘤的性质及其临床表现，结合患者的身体情况，具体分析，确定采取相应的治疗原则与方法。对于比较疑难的病例，应由口腔颌面外科、放射、化学治疗、X 线诊断、病理诊断以及中医等不同学科的医务人员共同参加。根据患者的特点，制定一个比较合理的治疗方案。因为第一次治疗，常是治愈的关键。这种多学科因人因病而异制定治疗计划的方法亦被称为“量体裁衣”，也是现代肿瘤治疗中的一个十分重要的概念。

口腔颌面肿瘤的治疗方法甚多，包括外科手术、放疗、化疗、中医中药治疗以及其他特殊治疗，如冷冻、激光治疗等。对大多数口腔颌面良性肿瘤（包括临界瘤）来说，手术切除是主要的治疗方法。有些肿瘤，如脉管瘤，也可以选择冷冻、激光或注射硬化剂等综合疗法。对口腔颌面恶性肿瘤，目前认为，除早期及未分化癌外，均应以外科手术治疗为主，或采用以外科手术为主的综合疗法。

对恶性肿瘤的治疗，应采纳综合治疗。因为任何一种治疗方法都是一分为二的，有其长处，也有其不足之处。综合治疗可以取长补短，互相补充，获得最好的效果。例如：手术可以切除原发病灶，但对特别大的肿瘤则困难较大，可以先用化学药物治疗或放射治疗使肿瘤缩小，为手术创造条件。

目前对口腔颌面部恶性肿瘤比较强调以手术为主的综合治疗，特别是三联疗法，即化疗、手术和放疗。还应当指出：综合不是凑合，其目的是为了提高疗效。因此，应根据患者全身情况，针对不同性质的肿瘤和发展的不同阶段，有计划和合理地利用有效治疗手段，方可获得最佳的效果。

3.8.2 中医治疗肿瘤的原则是什么

中医认为治疗肿瘤应从整体出发进行辨证施治，采用“坚者削之，结者散之，留者攻之，损者益之”的原则。一般早期以攻为主，中期攻、补兼施，晚期扶正祛邪，同时也要标本兼顾。根据肿瘤的发生属气血淤滞的理论，目前国内有不少单位均采用活血化淤、软坚散结的原则。也有主张以扶正培本为主者，因为大多数恶性肿瘤患者均呈虚证表现。我们的研究指出：口腔癌早期可为实证，以后逐渐转化为虚证；由气虚至阴虚，最后出现气阴两虚。在虚证与免

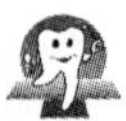

疫功能的对照研究中同样发现，病期与虚证呈正相关，虚证与免疫功能低下也呈正相关。因而我们在中西结合治疗口腔颌面恶性肿瘤的工作中，主张采用扶正培本兼顾活血化淤的治疗原则。

3.8.3 患肿瘤一定要开刀吗

就现有的医疗手段而言，手术治疗仍是治疗口腔颌面部肿瘤的主要而有效的方法，适用于良性肿瘤或放射治疗及化疗不能治愈的恶性肿瘤。在这里我们要强调的是恶性肿瘤的早期发现对治愈肿瘤很重要，而第一次手术对治疗恶性肿瘤也很关键。如手术切除不彻底，极易复发，且再次手术的疗效也难以取得令人满意的效果。因此，对高度怀疑恶性肿瘤者，动“第一刀”切忌盲目。

以往一直把提高患者的生存率，治愈率作为手术的惟一目的，近年来已将生活质量概念放到重要的位置。所以如何在治愈的基础上进一步提高患者的生存质量就成了一项新的课题。对于颌面部肿瘤而言，手术提高了患者的生存率，可另一方面，手术带来的继发性组织畸形、功能障碍也是十分严重。因此，功能性外科及功能性整复治疗应运而生，这将与手术康复治疗一起推动口腔颌面外科迈向新的台阶。

3.8.4 所有肿瘤都能放疗吗

“放疗”是放射治疗的简称，就是通过放射线来杀死“癌细胞”。但是不是任何种类的肿瘤细胞都能用放射线来杀死呢？答案是否定的。研究表明，不同肿瘤对放射线的敏感性（或叫反应性）是不同的。医学上根据放疗时肿瘤缩小的程度和速度将其分为 3 类：放射敏感、中度敏感和放射抗拒。所以放疗适合于前 2 类，对放射抗拒的肿瘤则是“无可奈何”。就口腔颌面部而言，对未分化或低分化的口腔癌应首选放疗，对大部分上皮来源的肿瘤也有一定的疗效。

3.8.5 肿瘤放疗有哪些副作用

放疗在杀死癌细胞的同时，对正常组织的机体也有一定程度的损伤。有的后果较为严重，应引起临床上足够的重视，并以预防为主。

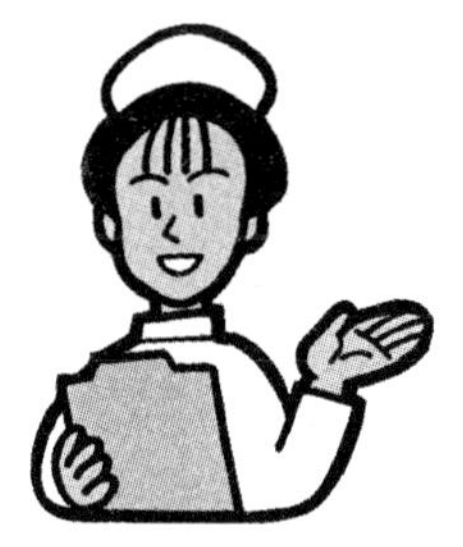

⑴常见的急性放射反应有：①口腔粘膜炎 一般在放疗第 2 周出现，从红斑发展到小黄白色伪膜斑，可融合成大片，出现疼痛，可影响进食和营养。②味觉丧失 放射开始后，味觉迅速下降，原来味觉越敏锐的患者，下降越快。大部分人放疗第 3 周时味觉基本丧失。③腮腺肿大及口干 第 1 次放射腮腺区，12 小时后有 5%患者有腮腺肿大，无痛或轻微胀痛；继续放疗 1～2 次后肿胀自然消失。患者放疗第 2 周即出现口干。治疗前唾液流量大的患者，口干发生率低且晚，原有口干症的患者症状更严重。因此应给患者多漱口，也可应用人工唾液。④皮炎 根据剂量大小可产生皮肤红斑反应、干性脱皮及湿性皮炎。⑤口腔修复皮瓣的急性放射反应 主要表现为皮瓣红肿糜烂，严重者有浅小溃疡形成。

⑵头颈部放疗常见的晚期反应及并发症有 ①口干症 1/2 腮腺组织受照射就可发生口干症。②龋齿 有口干的患者，常易发生广泛龋。放疗后数月，受照射牙周组织可发生萎缩，产生牙根暴露和牙齿过敏症状。牙冠变脆，折断也较常见。③张口困难 与咀嚼肌和颞颌关节照射有关。④皮肤和皮下组织晚期反应 皮肤晚期反应轻的为色素改变、皮肤变薄、萎缩、毛细血管扩张，严重的可坏死和形成溃疡。此外，由于淋巴管阻塞，淋巴液回流不畅，易发生水肿和感染丹毒。⑤下颌骨放射性骨坏死、骨髓炎。放射性骨坏死一般发生在放疗后 1 年以上。有时是自然发生的，但常常是由于拔牙、根尖感染、外伤或手术所诱发。⑥其他少见但严重的局部晚期副反应有放射性脑坏死、放射性脊髓炎、放射性颅神经损伤、软腭

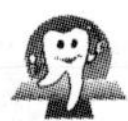

坏死、听力下降、气管及食管上端狭窄、瘘管形成等，一般均不可逆，有时呈进行性加重。

⑶头颈部放疗患者的全身反应及免疫功能的变化　①全身反应　患者放疗期间常有食欲减退、全身怠倦、乏力和体重下降。一般不发热。②机体抗肿瘤免疫功能的变化　放射治疗对机体免疫功能产生的抑制作用除了表现在外周血白细胞总数下降、淋巴细胞总数和比例下降等一般性指标外，对特殊指标也会产生影响。因此可以认为，放射治疗对机体抗肿瘤免疫功能有强大而持久的抑制效应，关键问题是预防。

3.8.6 什么是基因治疗

研究表明，癌症的产生源于基因调节失控。正常人体内存在着致癌基因和抗癌基因，两种互相对抗的基因在正常情况下是抗癌基因起主要作用，医学上叫激活；这时癌基因就会被抑制或起次要作用，这样的情况下癌症是不会发生的。如果某些因素，如辐射、致癌化学物质进入人体，使癌基因被激活，抗癌基因失活，就会产生癌症。而基因治疗就是指在基因的水平上，用一定的方法去改变癌基因和抗癌基因的状态，从而恢复到正常基因状态而达到治疗肿瘤的目的。20 世纪 80 年代后期以来，基因治疗已引起了广泛的重视，但其临床应用还在进一步研究中。从长远的观点来看，基因治疗如果成功的话，对肿瘤的防治可能是一个突破。

3.8.7 什么是低温治疗

低温治疗亦称冷冻治疗，肿瘤经过反复、迅速的低温冻结和缓慢融化，可引起细胞和细胞膜的破裂死亡。近年来应用低温治疗口腔颌面部肿瘤取得了一定效果。为治疗肿瘤增添了新的工具。临床实践证明，低温治疗对表浅肿瘤的近期疗效较好。

冷冻治疗的优点是：①方法简单，比较安全。②造成的损害比较局限，一般在手术后无出血或很少出血；除有组织水肿外，其他反应较少；冷冻治疗治愈后，瘢痕也较少。③由于感觉神经末梢破坏，术后疼痛较轻。④液氮冷冻可深入骨组织，摧毁癌细胞；以后新骨形成或死骨分离后能得到良好的愈合，不需做颌骨切除，可以保存功能和外形。⑤冷冻治疗部位由于血流淤滞，有可能阻止癌细胞的扩散。⑥冷冻治疗有可能改变组织的抗原结构，使机体产生抗体，促进免疫作用。⑦对年老、体弱、严重心血管疾病及患有其他严重器质性疾病者更为适宜。

但冷冻治疗也有一定的局限性。如冷冻治疗只限于局部而不是区域性的，故当肿瘤细胞扩散侵入周围淋巴管或区域性淋巴结时，冷冻治疗则无法达到区域性治疗的目的；冷冻治疗只有缓解作用，治疗需时较长，在山区、农村，液氮来源也有一定困难。

3.8.8 什么是激光治疗

所谓激光治疗，指用激光来杀死肿瘤细胞，是近年来治疗肿瘤的一种新手段。其工作原理目前尚不完全清楚，但多数人认为是利用激光的产热效应，压力效应、光效应和电场效应发挥作用。实验发现：激光破坏肿瘤细胞后，剩下的未被照到的肿瘤细胞可自行消褪，认为这与人体的免疫有关。激光治疗不需全麻，比较安全，对婴幼儿及年老体弱的患者较为适宜。其适应证主要为浅表病损，如粘膜糜烂溃疡，白斑、乳头状瘤、血管瘤、基底细胞癌、鳞状细胞癌、恶性黑色素瘤、色素痣等。应用激光治疗与血卟啉衍生物相结合治疗恶性肿瘤是一种新方法，亦称光化学疗法或光动力疗法。是把光敏药物血卟啉衍生物注射入患者的静脉，经过24～48小时左右，就会浓缩滞留于恶性肿瘤细胞内，它不能久留在正常组织中。这时用低功率激光照射肿瘤，光敏剂经激光激活后产生一系列化学反应，细胞内产生一种细胞毒的单态氧，可有选择地破坏癌细胞而不损伤

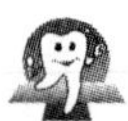

周围的正常组织，从而达到治疗的目的。对早期表浅或散在分布的恶性肿瘤有一定疗效，亦可用于口腔粘膜癌前病损。激光的穿透能力有限，本方法尚不宜用于深部和晚期的恶性肿瘤。

3.8.9 什么是加热治疗

近十几年来恶性肿瘤的加热治疗重新引起了人们的重视，并发现热疗合并放疗或化疗，可以提高对恶性肿瘤的治疗效果。热疗可抑制肿瘤细胞的核酸和蛋白质代谢，影响肿瘤细胞的增殖周期，从而抑制肿瘤生长。

⑴优点　适合年老体弱、晚期癌肿、无法手术切除者，作为姑息疗法，延长患者生命。部分患者癌肿缩小后，还可配合手术切除。特别对表浅癌肿，无颈淋巴结转移者，采用热化疗可达到癌肿全消。不毁容，对语言、咀嚼功能无障碍。本法简便易行，患者无痛苦，副反应少，费用少，门诊即可治疗。

⑵缺点　疗程长，一个疗程需 5 周。反复静脉穿刺给抗癌药，容易导致静脉炎。暑天热疗患者难以忍受。

目前，加热治疗恶性肿瘤虽然取得一定的疗效，但也存在一些问题，如测温技术，热疗合并放疗和化疗的顺序，热疗的温度和时间，热疗中的防护，以及消除热耐受性的方法等均需要进一步探索。

3.8.10 什么是营养治疗

人类的生存离不开营养物质，这些物质（包括糖、脂肪、蛋白质、维生素、无机盐和微量元素等）不但维持人体的生长、发育、生殖和产生能量，并且有修复组织损伤及调节生理功能的作用。肿瘤患者由于肿瘤迅速生长，要耗用大量营养，其产生的毒素又造成患者发热、厌食、恶心呕吐。于是入不敷出，逐渐消瘦，体重减轻。特别是口腔颌面部肿瘤患者由于摄食障碍，消瘦尤为明显。对于这种患者给以合理的营养治疗更为重要。营养欠佳也是肿瘤患者接受化疗、放疗、手术治疗的障碍，因而需要足够的营养支持，否则对健康的恢复及患者的情绪都是不利的。

研究发现，营养不足时，机体的免疫功能下降，增加某些组织发生肿瘤的机会。给患者静脉输入高营养液，肿瘤患者的免疫功能明显提高。手术后的患者，在给予高营养液补充后恢复快，创口愈合加快。还发现，高营养补充后肿瘤虽加速增殖，但对化学抗癌药物的敏感性增加，从而可提高疗效。对于放射治疗的敏感性也有增加。有些患者因营养不良而无法进行较大剂量抗癌治疗，在高营养治疗后体质改善，就能忍受抗癌治疗。因此营养疗法已成为抗癌治疗的一种辅助手段。一般在补充高营养后 1～2 周施行化疗或放射治疗，效果较佳。

临床研究证明，对肿瘤患者给予补充高营养治疗，还可延长生存期。但补充营养仅为一种辅助疗法，如果单纯采用补充营养而不配合抗癌措施，对肿瘤患者的治疗仍是不利的。

此外，补充微量元素，特别是硒、锗等，有可能作为防止肿瘤复发或延长生存期的手段。

3.9 颌面部常见外伤的特点与救治

3.9.1 颌面部的解剖特点与外伤

口腔颌面部血液循环丰富，上邻颅脑，下连颈部，是呼吸道和消化道的起端。颌面部骨结构复杂，而且许多骨头的内部是空的（即医学上所称的“窦腔”）。牙齿附着于颌骨上，口腔内有舌头，它们行使着表情、语言、咀嚼、吞咽及呼吸等功能。

由于口腔颌面部是人体暴露在外的部分，所以在各类损伤中颌面部损伤的发生率可达 50 %以上，平时多因工伤、交通事故和生活中的意外导致损伤，战时则以火器伤为主。从统计资料可以发现，

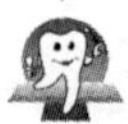

随着交通工具、先进武器等的发展，口腔颌面部损伤的发生率呈逐年增加的趋势。

由于血液循环丰富，颌面部受伤后出血很快而且多，血液容易淤积于软组织中形成血肿，组织肿胀快而重。如果是口底、舌根等部位损伤，可因为软组织肿胀而影响呼吸道通畅，甚至引起窒息。

颌面部上接颅脑，下连颈部，损伤时容易同时并发大脑及颈部损伤而危及生命，如面部上中 1/3 部位损伤容易并发大脑损伤，下颌骨损伤容易并发颈部伤，包括颈部血肿、颈椎损伤或高位截瘫等。

颌面部的口腔、鼻腔及上颌窦等部位在正常情况下存在许多细菌，加上损伤后往往有呕吐物、泥土等，所以颌面部伤口比身体其他部位更容易感染。颌面部损伤也多伴有牙齿损伤，折断的牙碎块还可向邻近组织飞散，造成“二次弹片伤”，并可将牙齿上的细菌带入深部组织，引起伤口感染，影响伤口愈合。

另外，口腔颌面部损伤后还可能发生进食及语言困难、畸形及面部表情障碍等诸多并发症及后遗症，因此掌握和了解一些口腔颌面部损伤的特点及救治对挽救伤者生命、提高愈合后的生存质量有重要意义。

3.9.2 涎腺损伤的特点

涎腺就是平时说的唾液腺。涎腺具有湿润口腔，初期消化食物，杀菌，调和食物，便于吞咽等作用。人体有大、小两种涎腺，小的主要分布于唇、舌、颊等处的粘膜下；大的涎腺有 3 对，即腮腺、颌下腺和舌下腺，它们分泌的唾液经各自的导管进入口腔。其中腮腺及其导管位于面颊部皮下，表浅而易受到损伤，而颌下腺、舌下腺由于有下颌骨的保护，受到损伤的机会较少。腮腺损伤后产生的问题主要是涎瘘。

涎瘘是指唾液不经导管系统排入口腔而直接流向皮肤表面。腮腺涎瘘是最常见的，外伤是主要的原因，不恰当的手术也可以损伤腮腺或其导管而导致涎瘘的发生。另外，一些感染或其他疾病也可能破坏腺体或导管而产生涎瘘，但比较少见。唾液由伤口外流影响其愈合，如不治疗将会产生永久性的瘘口。

腮腺涎瘘根据瘘口所在位置，可分为腺体瘘及导管瘘。腮腺腺体的涎瘘是面部皮肤有小的点状瘘孔，其周围有瘢痕，从瘘口经常有少量的清亮唾液流到脸上，进食、咀嚼、嗅到或想到美味食品时，唾液的流出量显著增加。

腮腺导管瘘是发生于导管段的瘘道。根据导管断裂的情况，可分为完全瘘及不完全瘘。前者是指唾液经瘘口全部流向面部，口腔内导管口无唾液分泌；后者是导管虽破裂，但未完全断离，仍有部分唾液流向口腔内。瘘口流出的唾液常是清亮的，但如并发感染则变为混浊。完全瘘的流出量较多，瘘口周围的面部皮肤常呈现潮红、糜烂或伴发湿疹。

3.9.3 颌面部骨折的特点

据报道，颌面骨折占所有骨折的 3%～4%，其中下颌骨骨折又占 70%左右，上颌骨骨折占 3%，颧骨骨折占 10%左右，可见颌面部作为人体的突出部位，发生骨折的机会是比较大的，尤其是下颌骨更多。颌骨骨折有一般骨折的共性，如肿、痛、出血、骨折片移位、感觉及功能障碍等。由于颌骨解剖结构和生理功能的特点，骨折后其临床表现与身体其他部位骨折又有所不同，总的来说可能有以下的表现：①口腔内牙龈或粘膜撕裂、出血。②颜面部淤血、肿胀，眼圈周围发黑，面部畸形（如变长、变短，或一侧异常凸出而另一侧塌陷），有些患者受伤后会把一个物体看做两个物体，或者在视物时物体边缘有模糊的重影，此种现象医学上称之为复视。③患者不能张闭口或张闭口时明显疼痛，咬东西无力，吞咽不便和不自主的唾液外流等。口腔检查可以看到牙齿排列错乱，牙齿不能完全咬上，仅有个别牙齿可以接触。（此种情况医学上称为咬合错乱）。

④患者还可在有压痛的部位摸到骨头有异常台阶感，大多数情况下还可以感到骨折段的移动。

另外还可能有一些特殊的表现，如骨折损伤神经则可能出现下唇皮肤麻木、眼眶下区皮肤麻木和额部皮肤麻木等，有时甚至会出现不能闭眼的现象。

3.9.4 牙和牙槽骨损伤的特点

牙和牙槽骨损伤在平、战时都较常见。可以单独发生，也可以伴发于颌面部及其他部位的损伤，前牙及上颌牙槽骨受伤的机会较多。牙损伤可分为牙挫伤、牙脱位及牙齿折断 3 类。

牙齿挫伤是牙在外力作用下发生的钝性损伤，可因为牙齿受到碰撞、打击或进食时无意间咬到沙石、碎骨片等引起。牙挫伤患者多有牙的创伤史，伤后出现不同程度的症状，感觉受伤的牙齿伸长、松动，有咀嚼疼痛及敲击痛等。

较大的外力撞击，可能使牙脱位，根据损伤程度又可分为部分脱位和完全脱位两类，检查时可见牙齿的位置有明显改变或脱落。部分脱位的牙常有松动、伸长、移位和疼痛，并妨碍进食，有的不完全脱位牙齿可向深部嵌入牙槽骨，牙冠外露部分明显变短。完全脱位的牙齿可以见到脱离了原有位置或仅有部分软组织相连，有的甚至完全离体；牙脱位时局部牙龈可有撕裂和出血。

牙齿折断常由于外力直接撞击引起，分为牙冠折断、牙根折断及牙冠牙根联合折断，牙齿折断后可出现牙冠脱落、牙齿松动、疼痛等症状。

牙槽骨骨折是外力直接作用于牙槽突所致。多见于上颌前牙部。可以单独发生，也可与颌面部其他损伤同时发生，摇动损伤区某一牙时，可见邻近的牙及骨折片随之整体移动。牙槽骨骨折往往与牙齿折断或牙齿脱位同时发生。

3.9.5 颌面部外伤的急救原则

急救是抢救过程中非常重要的环节，必须争分夺秒，当机立断。我们也应该了解一些急救常识。重要的措施包括：

⑴防止窒息　窒息的前驱症状为伤员烦躁不安、出汗、口唇发紫、鼻翼煽动，严重者随之发生脉弱、脉数及血压下降及瞳孔散大等危象甚至死亡。所以当发现口腔颌面部外伤患者出现以上呼吸困难症状时，则应争分夺秒地进行抢救。用手指掏出口内血凝块、异物，吸出口内分泌物或血液，调整患者体位，采取侧卧位或仰卧而头偏向一侧，以利于口内分泌物流出。将患者头后仰，托起下颌，同时应想办法将舌头拉出口腔外（图 12）。

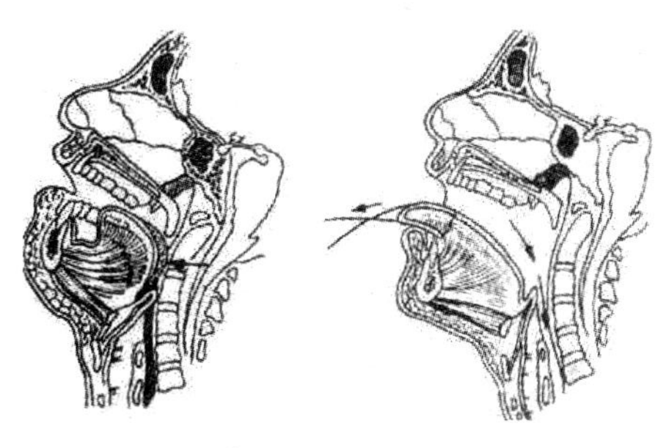

图 12 防止舌后坠窒息

⑵止血　首先判明出血性质，立即果断处理。动脉出血呈鲜红色，速度快，呈间断性喷射；静脉出血呈暗红色，速度较慢，持续涌出；毛细血管出血多呈红色，自伤口渗出。止血可用指压（图 13）、包扎加压、填塞或药物止血，但必须注意伤员的呼吸通畅，不要因为包扎引起或加重伤员呼吸不畅甚至引起窒息。

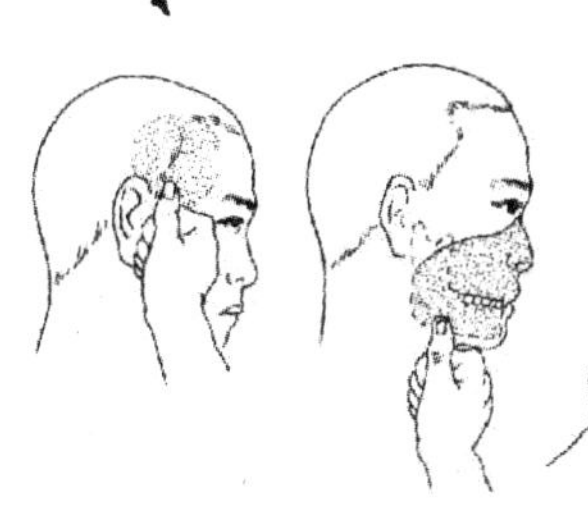

图 13 防止舌后坠窒息

⑶急送医院　有条件的应及时送往医院进行治疗，在运送途中，要有良好保温措施，并随时观察损伤和全身情况的变化，应注意保持呼吸道通畅。昏迷的患者，采用俯卧位（图 14），额部垫高，使口鼻悬空，利于分泌物或血液流出，防止舌后坠。一般伤员可采取侧

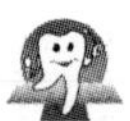

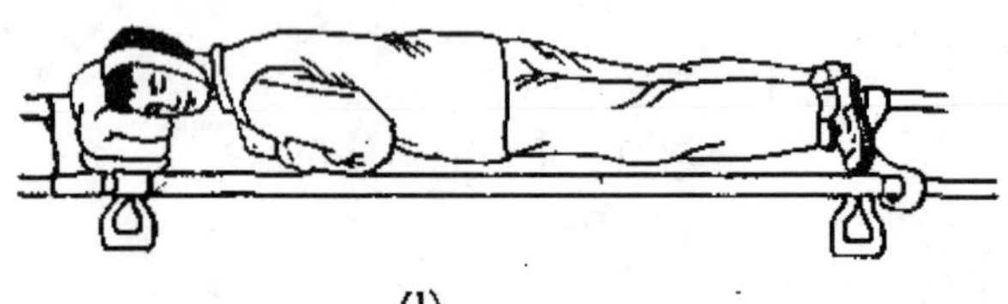

(1)

图 14 俯卧位

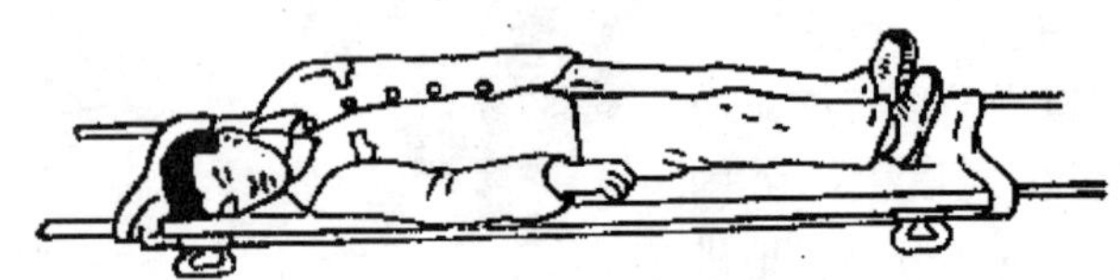

图 15 侧卧位

卧位（图 15），防止血凝块及分泌物堆积在口咽部。

值得一提的是，在搬动伤员特别是怀疑有颈椎骨折的伤员时要注意头、颈部制动，整体搬动，并且在头部、颈部两边放置小枕头或衣物以防止头部摆动。

3.10 颌面部畸形的治疗方法有哪些

3.10.1 皮肤可以移植吗

回答是肯定的。一般在临床上最常见的颌面部畸形是由于外伤、手术或者其他原因引起的颌面部软组织缺损。医生可以采用手术方法从患者本人身体隐蔽部位切取一部分皮肤及软组织，然后转移到颌面部修复缺损，称之为游离皮片移植和皮瓣转移，这有如俗话说的“拆东墙补西墙”。

游离皮片移植是将人体的皮肤由一处切下其部分厚度或全层厚度，完全与本体分离，移植到另一处，重新建立血液循环，并继续保持其活力以达到修复的目的。这种手术方法称之为游离植皮或游离皮片移植术。一般常利用的部位为锁骨上、耳后、大腿、小腿、胸、腹及上臂等处，因为这些部位的皮肤柔软，颜色与面颈部皮肤相近似。

皮瓣是指具有血液供应的皮肤及其附着的皮下脂肪组织所形成的组织块。皮瓣必须有一部分与本体直接相连，此相连的部分称为蒂部，以保持血液供应。由于皮瓣自身有血液供应，同时又有皮下脂肪等优点，因而它的用途也就不同于游离皮片，主要用于颌面部器官再造，如鼻、唇、眼睑、眉毛、耳等。

3.10.2 下巴过长或过短可以手术矫正吗

因为国籍、种族、地区的差别，人们的审美观有一定的差异。同时，每个人对美的要求也有实际上的差别。如果认为自己的下巴过长或过短而感到不满意的话，是可以通过美容整形手术使下颌骨加长或缩短，改变面部形状的。

矫正下巴过短的手术基本方法是从自己身上取一小块骨头，或用固体硅橡胶按需要做成适度形状块，填塞到下颌骨上，达到外观上下颌加长、形状改变的目的。

矫正下巴过长的手术基本方法则是根据患者病情和要求，选择在下颌骨的不同部位进行断骨或截骨，然后将截断的下颌骨重新拼接达到缩短下颌骨的目的。

3.11“衣食住行”与颌面部常见疾病

3.11.1 “衣”与颌面部感染的养治

颌面部感染患者常提示致病菌毒力过强或人体全身或局部的抵抗力相对低下，这时如能提高人体自身的抵抗力，对治疗及预防感染并发症的发生有着重大意义。有人不用药，经过局部处理也能“好”，而有人如糖尿病患者、放疗后患者即使局部治疗及全身抗感染治疗也“收效甚微”。其关键就在于前者抵抗力强，后者抵抗力弱。因此，颌面部感染患者除应注意休息外，还应适时添减衣物，不断适应环境的变化。穿着过多易致出汗，汗湿衣巾易着凉，大量出汗也对身体不利；穿过少可增加机体消耗，易“分散”机体精力；就感染的局部而言，注意保暖可促进局部血液循环，增强局部抵抗力及愈合能力；同时颜面部软组织感染期间忌用带刺激性、不洁的化妆品。

颌面部感染者，尤其是体质差，抵抗力低下者，切莫“只要风度，不要温度”。

3.11.2 “衣”与颌面部肿瘤的养治

电离辐射、紫外线等物理因素以及一些烷化剂、含苯的有机物等化学因素，作为外因，在肿瘤的发病因素中担当着重要角色。“解铃还需系铃人”，在颌面部肿瘤治疗过程中，如何去除或尽量减少上述因素的刺激，即去除病因的治疗对于肿瘤如皮肤癌、唇癌的复发起着极为重要的作用。对于早期发现的肿瘤，若能明确病因、及时去除病因，还可能会出现“不治而愈”的奇迹。因此，如能脱离接触致癌的化学物质、远离电离辐射，或通过穿防护衣、戴防护帽、防护眼镜消除病因，或最大限度地减少这些因素的刺激，对于颌面部肿瘤的治疗，缩短疗程，降低复发率有极为重大的作用。

当然，肿瘤的治疗目前多是以手术、放疗、化疗为主的综合治疗，在以上治疗中均有降低抵抗力等副作用。因此，在治疗期间及治疗后期在“衣”上多加注意，避免“感冒”、“受凉”，对于肿瘤治疗和防止相关并发症的发生也起着不可忽视的作用。对于上颌部、唇部软组织肿瘤如恶性黑色素瘤、疤痕瘤，少穿或尽量不穿高领衣服，以减少局部不良的机械刺激。

3.11.3 外伤后颌面部伤口的护理

愈合，是细胞和解剖组织重新建立连续性的过程。任何创口均需通过组织的修复、再生，才能达到愈合的目的。所以，必须掌握创口愈合规律与护理知识，消除妨碍愈合的因素。颌面颈部伤员的专科护理和饮食，是救治过程中不可缺少的重要环节。它对伤员的安全，伤口的愈合，减少伤员痛苦和并发症，使伤员早日恢复健康等，都起着重要的作用。因此，要特别注意以下几点：

⑴保持呼吸道通畅　面颈部创伤、感染的急性期，都可能发生窒息，应严密观察。对已行气管切开术的伤员，应定期拍背、吸痰和雾化吸入，谨防呕吐，防止呕吐物误吸入肺。

⑵伤口护理　对暴露伤口应经常保持清洁和干燥，缝线部位若有渗血，可及时用3%双氧水洗拭干净后，再用4%硼酸酒精涂布于伤口表面，防止形成血痂而造成痂下感染。对包扎伤口，应防止口水、呕吐物等浸湿纱布而污染伤口。无菌的手术创口，一般在术后24～72小时观察1次，如敷料脱落或浸湿，应及时更换，分泌物多、感染较重的创口应每日更换敷料，保持敷料干燥。可以让患者进食一些清淡的流质或半流质食物，减少唾液的分泌。

⑶口腔护理　用消毒棉签从口腔轻轻拭去伤口上的污物和食物残渣，用针管抽吸漱口液，每日冲洗伤口数次，吸净口内分泌物，保持口腔卫生，促进伤口愈合。此外，如口腔中有特殊的固定物，

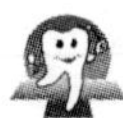

应经常检查固定物有无松动、脱落、移位或压迫、刺伤牙龈和粘膜。如发现问题，应请医生及时调整或拆除口内固定物。

3.11.4 牙齿脱位后还能长好吗

俗话说“天有不测风云，人有旦夕祸福”。当你的牙齿受到外伤而导致脱位时，一定想急于知道：脱位的牙还能长好吗？回答是肯定的。但你必须了解以下相关的口腔知识，否则将失去牙齿复位保留的时机。当牙齿因外伤脱位时，能否重新长好的关键是争取时间。完全脱位的牙齿，如能在半小时内进行复位，90%的脱位牙能够长期存活。在口外多停留一分钟，都会相应地减少成功的机会；脱位2小时以上时，复位后95%的牙齿会因牙根吸收而使其存活的寿命大大缩短。末完全脱位的牙齿，也必须在90分钟内复位固定，才能有效防止牙根的吸收。当然，就诊前需要你对脱位牙齿进行简单的处理。完全脱位的牙齿，应立即将其放入原位，然后来口腔专科就诊。若牙齿已经落在地上被污染了，应立即用生理盐水或自来水冲洗，然后放入原位。如不能立即复位，为防止脱位牙干燥，最好将脱位的牙齿放入牛奶中或自己的口腔内，也可放在盛有生理盐水或自来水的杯子里，然后尽快就诊。若脱位牙未经处理，干燥时间超过30分钟，重新植入后就不可避免地要发生牙根吸收，导致再植牙的成功率下降。

3.11.5 唇裂手术治疗的时机选择

在正常上唇生长发育中，婴儿在1岁左右是生长发育的高峰期，因此对于单侧的唇裂，比较好的手术时机是出生后36个月。此时婴儿的体重已有近10kg，在此期内已经度过了初生后的脱水和体重减轻阶段，并已能适应外界环境，饮食的调配也已习惯并健全了相应的消化功能，故承受手术的能力增强，手术的危险性也大为降低。

早期进行手术还可以尽早地恢复上唇的生理功能和外形，并为术后上唇能获得正常的生长发育提供有利条件，还可使手术瘢痕组织减少到最小程度，术后效果比较理想。双侧唇裂整复术较单侧复杂，术中出血量亦较单侧为多，手术时间较长，故应推迟到 6～12 个月施行。

唇裂修补手术是一种选择性手术，应当根据患儿的发育、营养及全身状况综合考虑，因人而易。如患儿血红蛋白过低、发育营养不良、体重过轻都不宜手术，故不能对医生隐瞒以上这些情况，不然就有可能在术中或术后出现严重的并发症而危及孩子的生命安全。

3.11.6 腭裂手术治疗时机的选择

关于施行腭裂整复术最合适的年龄问题，现在国内外学者尚有争议，归纳起来大致有两种意见：一种意见主张早期进行手术，即在 1～2 岁手术为宜；另一种意见则认为在儿童学龄前，即 5～6 岁左右施行为好。主张早期手术的学者认为，2 岁左右是腭裂患儿开始学习说话的时期，在此时期如能将腭裂修复，使腭部能及早地发挥正常功能，患儿可以比较自然地学习说话，建立正常的发音习惯，同时可获得软腭肌肉较好的发育，得到较理想的发音效果。持另一种意见的学者认为，虽然早期手术语音效果好，但麻醉及手术均较困难，手术危险性较大。同时，过早手术由于手术的损伤可加重上颌骨的发育不足，故主张应在较晚时期手术为好。

目前在实际工作中，各医院一般都根据自己的实际情况来选择手术年龄。除考虑患儿的全身情况、手术的安全性、手术方法、语音效果、上颌骨发育等因素外，更要视单位的设备条件、麻醉、手术的技术力量和患儿家属的要求而定。因此，目前关于腭裂手术的年龄选择尚难达到完全统一。

3.11.7 唇裂手术的术前准备与术后护理

唇腭裂手术前患儿应无伤风、感冒、咳嗽及腹泻等情况，而冬季易于感染上呼吸道疾病，夏季炎热易发生消化道疾患、伤口感染等，故以春秋两季手术最为适宜。

唇裂手术前应做好面部局部准备，上唇部及鼻腔周围应无红肿、糜烂，鼻腔应无过多的分泌物。同时，手术后因伤口缝合，并且以唇弓或蝶形胶布进行减张，患儿不能吸吮进食，因此需要在手术前1周就开始练习用汤匙喂养患儿，以适应术后进食的需要。患儿在手术当天早晨应禁食，为避免因禁食时间过久可能发生的失水而影响患儿对手术的耐受能力，可在手术前4小时进食10%葡萄糖液或食糖水100～150 毫升。

唇裂手术完毕后，要检查上呼吸道是否通畅。仔细吸尽存留于口咽部的血液、血块及分泌物，观察伤口是否出血，使患儿屈膝侧卧，头偏一侧，以便口内分泌物流出及易于吸引。

患儿苏醒后，可酌情喂食少量的葡萄糖水或食糖水，应限制患儿双手，避免其用手搔抓唇部伤口。唇部伤口可不用包扎，任其暴露，如有血痂、鼻涕或食物附着时，应及时用3%双氧水及生理盐水反复清洗干净。

3.11.8 腭裂手术的术前准备与术后护理

腭裂手术的术前准备同唇裂手术相同，要求口腔内状况良好，

腭裂手术后，患儿回到病室或复苏室后，应严密观察患儿的呼吸、脉搏、体温；可以让患儿平卧，头侧向一边位或头低位，便于口腔内的血液、唾液流出，并防止分泌物逆行性吸入。如果发现患儿哭声嘶哑，说明有喉头水肿，应及时报告医生给予处理。

患儿完全清醒4小时后，可喂少量糖水，观察半小时，没有呕吐的可进食流质饮食。流质饮食应维持到术后2～3周，半流质饮食

1周；1个月后可进食普通饮食。手术后每日应清洗口腔，鼓励患儿饮食后多饮水，保持口腔卫生和伤口清洁。严禁患儿大声哭闹和将手指、玩具等物放入口中，以防伤口裂开。医生一般会在手术后8～14天将口腔中的缝线拆除，如果患儿不配合，缝线可不拆除任其自行脱落。

3.11.9 饮食与颌面部感染治疗的关系

饮食、营养对于任何一个人的健康的重要性都是不言而喻的，尤其是对颌面部感染的患者。感染的炎症控制，伤口的愈合，都需要大量氨基酸、维生素及能量等营养物为原料和动力。临床上我们遇到了体质弱、贫血、营养不良者患颌面部感染后，不论是内源性感染，还是外源性感染，是创口感染还是流行性腮腺炎，其治疗的过程都要比正常人难而且长。因此，感染期间要求患者加强营养是很有必要的。但忌暴饮暴食，食物过多过快，易加重胃肠负担，甚至可出现营养性腹泻，降低吸收率，这大概也不符合“投入多，回收少”的投资原则吧！当然，对于颌面部感染类型不同，其饮食的种类、数量、途径也有所差异。如流行性腮腺炎应忌酸性食物；冠周炎患者可用温热水漱口；对于口腔内（包括唇部感染），应注意局部口腔卫生，食软食或少渣食物，常漱口；对于唇部疖痈还可限制部分活动甚至禁食，以防感染扩散。

3.11.10 饮食与颌面部肿瘤治疗的关系

“民以食为天”，人体的生长、发育、生殖等各种生理、生活都离不开营养物质的参与。肿瘤患者由于肿瘤迅速生长，消耗掉大量营养，加之肿瘤细胞产生的毒素可造成患者发热、厌食、恶心、呕吐，摄入量进一步减少，于是入不敷出，会出现消瘦、体重减轻。尤其是口腔颌面部的肿瘤可致摄食障碍，消瘦尤为明显。营养学、肿瘤学专家研究表明，营养不足，会导致机体免疫力下降，增加肿瘤发生的机会；给患者输入高营养液，不但未发现肿瘤生长迅速，相反，化验表明患者免疫功能提高；另一方面，营养不良常常是肿瘤患者接受化疗、放疗、及手术治疗的一大障碍，妨碍上述治疗顺利进行，直接影响其治疗的效果。因此，颌面部肿瘤的营养对于其治疗的作用不可低估。我们主张对肿瘤患者实施高营养治疗，即高蛋白、高碳水化合物、高维生素，多饮水、多食蔬菜水果，适当补充微量元素及脂类，对于某些因缺乏维生素或微量元素而致癌者，补充“食”尤显得重要，如某些口腔癌、皮肤癌、涎腺癌。我们认为，一般在补充营养后1～2周再施行化、放疗效果较佳。

在营养治疗颌面部肿瘤的同时，我们也应戒烟酒，忌长期食过冷、过热、腌渍食物，同时也应注意口腔卫生。

3.11.11 颌面部外伤后如何进食

口腔颌面部病人绝大部分进食受到一定限制，此时患者食物要求在保证营养的基础上做到容易消化，不需咀嚼即可直接吞咽。这对于口腔颌面部外伤或手术后的患者康复有特殊意义。

饮食种类包括普通饮食（如米饭、馒头等）、半流质（蒸鸡蛋、面条等）、流质饮食（牛奶、豆浆、肉汤、蛋汤、蔬菜汤等）。在配伍时应正确计算热量及各种维生素。同时在烹调方法上，应较多地采用糊状的流质，以达到耐饥的目的。但要注意：流质饮食不能单一，应多品种、多花样。比如牛奶固然营养丰富，但过多食入，常引起胃肠胀气，影响伤员食欲。另外，经常有人说，伤后不宜食“发物”（指鱼，羊肉等），认为食用后会影响伤口愈合，此种讲法是没有科学道理的。

膳食配制原则一般应采取正常人营养需要量的标准，蛋白质每千克体重1克，热量每千克体重40～60卡（cal ，1 cal＝4.186 8J，全书同）。手术、恶性肿瘤化疗及放射治疗之后，因机体消耗大量蛋白质与热量，应该比正常人需要更多的蛋白质、维生素与热量的摄入。

流质进食的方法有调匙喂法、口腔流质注入法及鼻饲法等。

3.11.12“住”与颌面部肿瘤养治的关系

口腔颌面部肿瘤患者多要求住院治疗，卧床休息，这样利于临床疗效及反应的观察和处理，同时也利于让患者能充分地休息和保证足够的睡眠。而出院后的治疗往往是长期的，这也对患者的居住环境提出了更高的要求。就居住大环境而言，应该远离喧嚣、污染（包括化学污染如石油化工原料、废气、废液、橡胶、皮革、油漆涂料等加工厂造成的空气污染，物理污染等如电视、通讯发射加工站、核工厂所产生的电离辐射），这对于去除“病因”、维持患者情绪稳定有着重要意义；就小环境而言，注意家电的配置、摆设，卧室内尽量少放具有辐射性的家电，手机充电应离床有一定距离；装修房屋不要刻意追求外在的享受而选用不合格的油漆、涂料或地板砖（内含放射性物质）；由于患者多数年岁大，为方便患者复诊或运动，住的楼层不宜太高。

3.11.13“住”与颌面部感染养治的关系

对于已患颌面感染的病人而言，能找一个清静、清洁、舒适的居住环境，以保证其充分休息和有充足睡眠是具有不可忽视的意义，尤其对儿童、老人或体质弱、贫血、营养状况差的患者显得更为重要。同时，颌面部感染如流行性腮腺炎、颌骨骨髓炎的发生，往往提示患者机体抵抗力较弱，对外界环境变化如骤寒骤热的气候变化的耐受力或适应能力降低，因此有一个环境变化相对稳定的居住环境也是颌面部感染患者所必须的。当然颌面感染的具体类型不同，其“住”的具体要求也不一致。如破伤风感染患者，要求患者住单

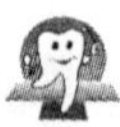

人病房，环境尽量安静，防光、声刺激；流行性腮腺炎患者要求隔离，较重者而还应卧床休息；对某些特殊部位的感染，其体位也有一定要求，在此不再赘述。

3.11.14 拔牙后的注意事项

拔完牙后，医生会将一纱卷横过拔牙窝，嘱咐患者咬紧以利止血。一般来说，纱卷应在30分钟后吐出，此时拔牙窝不再有明显出血，只是牙龈边缘有少许渗血，所以唾液中有少许淡红色血水。有的患者以为纱卷咬得越久止血越好，这是不正确的。纱卷不能在口腔留置时间过长，否则会增加感染和出血的机会。如果拔牙后30分钟吐出纱卷，出血仍比较多，可再找医生更换消毒纱卷咬至1小时。另外，拔牙后伤口中的血凝块可以起到保护伤口、防止感染、促进伤口正常愈合的作用。所以拔牙当天，患者不能刷牙、漱口，以免冲掉血凝块。拔牙后还要注意不要用舌舔伤口，或反复吐唾沫及吮吸创口，因为这些都会破坏血凝块，引起伤口出血。

拔牙后 2 小时，可进食一些温、凉的软性食物或流质食物，不吃太烫、太硬、太辣的食物，以免引起出血。如果拔牙后有明显的出血、疼痛、开口困难等症状时，应及时到医院就诊，以免贻误病情。

3.11.15 “行”与颌面部感染、肿瘤养治的关系

颌面部感染病人应适量减少运动，降低运动强度，避免过度劳累，这利于感染的控制。对具有传染性的颌面部感染病人，应尽量减少外出的次数和时间；对于颌骨感染病人，骨质受到不同程度的破坏，当其受力时发生骨折的机会将大大增加，故应注意安全，尤其是老人和儿童，尽量避免外出。对于病情较多的颌面部感染患者，多要求卧床休息，减少运动。

对颌面部肿瘤患者，如果条件许可，短期、短距离的旅行或适量运动有助于调节患者情绪，增强患者战胜疾病和生活的信心，提高机体的免疫力。但应避免过度劳累或高强度的运动。颌面部瘤患者由于肿瘤特殊的解剖结构常常致患者营养不良、体质较差，加之接受放化疗等综合治疗，故肿瘤患者身体抵抗力较差，外出应注意防止感冒或传染病，这对预防肿瘤的相关并发症有一定意义。

3.11.16 早期的功能训练有助于骨折后的恢复

骨折后由于骨折部位的骨髓、骨膜及周围软组织的血管断裂出血，在伤后 4～5 小时即可在骨折两断端间产生血凝块。骨折后 24～48 小时内，骨折周围软组织的急性炎性反应不断加重，随后血肿开始机化，逐渐形成骨痂，骨痂组织内不断有钙盐沉积，并逐渐钙化为坚实的骨组织，与骨折断端的骨织织连接、融合在一起。以后通过较长时间对外力作用的功能适应和骨质的吸收与重建，逐渐调整、改建，恢复到和原来骨组织一样。

在骨痂完全骨化、愈合后，其强度已能承受因肌收缩或外力引起的应变力量时，即达到骨折的临床愈合。颌骨骨折后，由于血液循环丰富，其愈合时间也较身体其他部位较短。下颌骨骨折的临床愈合所需时间通常为 4～6 周左右。此时骨折局部疼痛、功能活动障碍明显减轻，可逐渐恢复正常饮食，适度的咀嚼活动以及进行适量体育锻炼，尽快恢复体能，有促进骨痂改建塑形的作用，一般需 5～6 个月左右的时间就能完全恢复正常功能。因此早期的功能训练有助于骨折后的恢复。

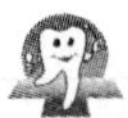

3.12 如何从精神心理因素的角度配合治疗颌面部常见疾病

3.12.1 如何从精神心理因素的角度去认识颌面部感染的治疗

精神心理因素在颌面部感染治疗的整个过程中都起着其他任何药物都无法替代的作用。就颌面部感染病人而言，尤其是长期卧床、体质较差，同时患有其他慢性疾病的患者，如何能建立和保持一种健康向上的心态，稳定情绪，树立战胜疾病的信心，对于感染的治疗、预后及转归有着极为重要的意义。临床相关的实验已证实：情绪紧张或焦虑或烦躁不安时，体液中激素水平会明显增强，某些化合物（常用于体内的化学信号传递）发生变化后血液中的白细胞活力明显下降。难怪有人说：健康的心理可起到“无病防病、有病治病”的神奇功效。但是在此我们要提醒大家，精神心理因素对于健康的作用和地位在不同疾病的治疗中是不同的。就颌面部感染而言，其作用仍是从属地位，其治愈还有赖于药物、手术等治疗。

3.12.2 如何从精神心理的角度去认识颌面部肿瘤的养治

某患者感食欲不佳，并到某医院就诊，误诊为食道癌，1 月以内患者出现明显消瘦，体重急剧下降，乏力、精神萎靡等症状，大有“食之不得下咽”之感。1 月后又到某大医院就诊，否定食道癌的诊断，1 月后患者胃口大开，精神焕发，体重上升。就这个例子可看出，肿瘤患者巨大的心理变化及对患者身体健康的巨大影响。临床上恶性肿瘤患者自杀，拒绝接受治疗的例子并不少见。不良精神心理因素可促进肿瘤发生；反过来，患肿瘤后又会对患者的精神产生巨大影响。因此，肿瘤患者治疗期间如何针对患者的心理变化予以正确的心理治疗，直接关系到患者能否接受肿瘤的综合治疗，治疗能否顺利进行以及肿瘤的疗效。尤其是颌面部的肿瘤治疗常会对面容、呼吸、吞咽、发音、语言等功能产生重要影响，精神心理因素对肿瘤治疗影响也更大。成功的心理治疗包括让患者建立正确的生死观、健康观、树立起战胜疾病的信心，让患者积极配合，主动接受治疗，从而最大限度地提高疗效。现有不少有关诸如恶性肿瘤自然消失的“奇迹”发生的报道，这个创造奇迹者大概就是力量无法估量的精神心理因素吧！

3.12.3 不要忽视唇、腭裂患者心理治疗的重要性

唇腭裂的患儿一出生就面临着喂养困难和手术治疗等问题，随着生长发育还逐渐出现发育障碍、牙列畸形、面容缺陷等，这些形态和功能障碍可能对患者的精神心理发育产生不良影响，并可造成一些严重的心理社会学问题。由于患者的面容缺陷实际上不可能完全修复，很多患者还可能有或轻或重的语音障碍，这些因素将可能使其产生较大的心理影响。因此，唇腭裂患者的心理治疗应受到我们的高度重视。

首先应帮助患者父母克服失望、内疚及愤怒等不良情绪，使他们全面了解患儿的病情和病因等问题，并向他们介绍各种必要的治疗措施。使他们了解经过一系列的治疗后患儿的形态和功能会明显改善，但也必须使他们认识到限于目前医学科学技术的发展水平，要完全消除患儿的形态畸形是不可能的。应该尽量争取患儿父母的积极配合，像对待正常子女一样来对待他们。鼓励他们积极参与社会活动，尤其重要的是应尽可能早地使患儿与同龄儿童接触并一起活动，以便他们有机会学习和掌握与其年龄相应的社会技巧，并逐渐建立生活的自信心。

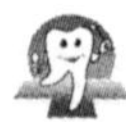

（口腔修复科）

3.13“衣食住行”与义齿修复的养治

3.13.1 戴假牙后要注意哪些问题

近年来，随着人们的口腔健康意识的增强，缺牙后使用假牙的比率逐年上升，假牙的维护自然就成为许多人关心的问题。戴假牙后应注意哪些问题呢？下面将根据各类假牙的特点逐一介绍。固定假牙体积小，所以在口腔里很容易习惯，但固定假牙的桥体与口腔粘膜之间容易积藏食物残渣，因此要特别注意刷洗，必要时用牙签小心将积藏的食物残渣清除干净，保持口腔清洁卫生。同时应注意不宜用假牙咬过硬的东西。如果出现疼痛、松动、磨损等要及时找医生复查，切勿拖延。活动假牙可随时取戴，所以要先练习取戴的方法，初戴者可照着镜子取戴。戴假牙时，不可用力过大，也不可用过大的咬合力使其就位，以免卡环折断或变形。取假牙时可用手指勾住卡环，逆着戴入方向轻轻取出，不要用力过猛，以免假牙滑落、摔坏。刚戴假牙时，应先吃软一点的食物。开始可能会有些不习惯，不要心急，只要坚持每天戴用，很快就会适应。活动假牙的周围容易滞留食物残渣，每次饭后都应取下冲洗、漱口。假牙应每天刷洗，不戴时应泡在冷水中，切勿泡在热水或酒精中，以免变形。睡觉前最好取下假牙，尤其是假牙体积较小时，以免睡梦中假牙松脱后误吞。活动假牙不宜咬过硬的东西或粘性大的食物，以免假牙受力断裂或脱位后咬坏。如果戴假牙后出现疼痛不适时，应及时请医生修理，不能取下不戴，更不能自已修理。在修理前，即使不适，也应先戴 2～3 小时，使不适的部位在牙床上留下印迹区，帮助医生诊断。

3.13.2 初戴全口义齿应注意什么

全口假牙的基托面积大，固位力差，尤其是下颌，不容易适应，初戴者应注意下面几个问题：①初戴全口假牙时会有些异物感、恶心或发音不清等症状。不要担心，只要耐心戴用，数日内即可消除。千万不要气馁，若有疑问或出现较严重的恶心症状时可找医生解决。②戴牙后的前几天，吃饭时可取下假牙，等适应一段时间后再用假牙练习进食。开始先吃软一点的或小块食物，以后逐步练习吃较硬的食物。③饭后及睡前应取下假牙，用牙膏或清水刷洗。刷洗时要小心，千万不能让假牙掉在地上，以免摔坏。睡觉时可将假牙浸泡在冷水中。④初戴假牙时，可能会出现粘膜压痛现象，严重时，粘膜可出现溃疡。一般需要对假牙进行必要的修理，应尽早复诊，如不能及时复诊，可暂时将假牙泡在冷水中。⑤初戴假牙后如有感觉不适的地方，不要自己动手修改，以免损坏假牙或导致不适感加重。⑥戴用全口假牙后，最好每半年到 1 年复诊 1 次，以便于医生了解假牙的戴用情况，及时发现问题并加以解决。

3.13.3 如何练习使用全口义齿

全口义齿的固位力较差，尤其是下颌，容易出现翘动、松脱，较难适应，初戴时应在医生的指导下练习使用。通常情况下，人们进食时习惯于先用前牙将食物切断，然后再用后牙咀嚼；而戴用全口义齿的人不能用假牙去啃切食物，应用手将食物掰成小块，放入口内咀嚼，否则会引起假牙翘动。咀嚼过程中，大部分人习惯于单侧咀嚼，或左右交替；而使用全口义齿时，应练习双侧同时咀嚼，即两边上下牙齿间均有食物。只有双侧同时咀嚼，才能保持假牙受力平衡，防止出现翘动。开始可能会不自觉地产生单侧咀嚼，引起假牙翘动，甚至出现粘膜压痛，但不要气馁，耐心坚持练习，很快就能学会。

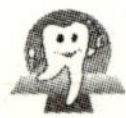

3.13.4 戴覆盖义齿后应注意什么

覆盖义齿戴入后，应特别注意口腔卫生，覆盖基牙被假牙覆盖着，失去了自洁作用，唾液流速减缓，食物残渣及唾液易滞留在基牙的周围，成为细菌繁殖和菌斑集聚的场所，很容易引起覆盖基牙的龋坏以及牙龈炎、牙周炎等。因此，保持基牙的清洁显得尤为重要，应坚持饭后漱口，并冲洗假牙，早晚要仔细刷洗覆盖基牙，必要时可在基牙表面涂擦防龋药物。另外，还应定期复查，一般每隔半年左右复诊一次，以便于医生监测基牙的健康状况，了解假牙的使用情况。同时还可以督促你做好口腔清洁，并及时发现问题进行处理，对延长假牙的使用时间有重要意义。

3.13.5 假牙误吞怎么办

临床上偶尔会碰到假牙误吞的现象，常见于体积较小的活动假牙。由于活动假牙需要经常取戴，卡环容易发生变形，导致固位力下降，或假牙设计不合理，本来固位力就较差，这样进食时假牙容易松脱，连同食物一起吞下；或有些人有夜磨牙习惯，熟睡时假牙松脱后被误吞。出现这种情况后，千万不要慌张，应及时到就近医院就诊。如果不能及时就诊，也可以吃一些纤维素含量高的食物，如芹菜、韭菜等，食物中的纤维素可包绕假牙，以免误吞的假牙通过消化道时划破胃肠粘膜，引起消化道出血。条件允许的情况下，应尽量住院观察，直到误吞的假牙顺利排出体外。另外，在假牙排出之前，不宜进行过重的体力劳动或剧烈的运动，多卧床休息。

3.13.6 活动假牙折断怎么办

活动假牙的基托是用塑料制做的，当咬合力过大或假牙不小心掉在地上时，都可能引起基托折断。因此，在使用假牙时，应尽量不要用假牙咬过硬的东西。如果你平时喜欢吃一些较硬的食物，镶牙时应尽可能选择固定假牙；若缺牙过多，无法镶固定假牙，也应选择有金属铸造支架的活动假牙。另外，刷洗假牙时要特别小心，不要用力过大或过猛，以免假牙滑脱后摔断。活动假牙折断后，也不要着急，通常都可以修理，而且也比较方便，千万不要把折断的假牙扔了，应妥善保管好，及时到医院复诊。如果你不能及时复诊，应将折断的假牙泡在冷水中，以防止变形。

3.13.7 全口假牙固位不良怎么办

全口义齿由于没有天然牙齿辅助固位，其固位力是假牙中最差的。尤其是下颌假牙，牙托的面积小，所获得的大气压力、吸附力比较小，加之下颌骨和舌体的运动，影响下颌假牙的固位，常表现为固位不良。这种情况需要你慢慢适应，尤其要学会假牙的使用。如果是下述原因导致的假牙固位不良应及时到医院复诊。①平时固位好，咀嚼食物时假牙容易脱位，这主要是因为咬合不平衡引起的，需要磨改。②当张大口、说话、打呵欠时假牙容易脱位，一般是由于牙托边缘过长、过厚或唇、颊系带区未充分让开等造成的。③假牙吃东西时固位好，不吃东西时容易脱位，多半是牙托边缘过长、过厚或过短引起。此外，合位关系不准确（如咬合过低、过高）也可引起假牙的固位不良，咬合过低表现为咀嚼无力，面容苍老；咬合过高表现为表情呆板，面部肌肉酸痛，都应及时复诊。

3.13.8 全口假牙咬颊、咬舌是怎么回事

初戴全口义齿时，常常会碰到咬颊或咬舌现象，令戴牙者十分苦恼。假牙由于没有自身真牙的各种感觉，不能准确辨别食物和粘膜组织，加之全口假牙体积大，使用起来显得十分笨拙，进食时常常会将粘膜咬伤，导致粘膜破溃、疼痛。引起咬颊、咬舌的原因很

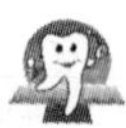

多。初戴者多半是因为假牙不适应或牙齿长期缺失后引起的唇颊部内陷或舌体变大等，这种情况只要耐心坚持戴用，咬颊或咬舌现象会慢慢改善或消失。如果是因为假牙制做不当造成的，应及时复诊。那么如何区别是因为假牙不适应还是因为假牙制做不当呢？假牙制做不当引起的咬颊、咬舌常见有下列两种情况：一是人工牙排列不合理。正常情况下，上颌牙齿的咬合面在唇、颊侧覆盖并超出下颌牙齿，而在舌、腭侧恰恰相反。这种覆盖关系有利于上颌牙齿在咀嚼时推开唇颊粘膜，下颌牙齿限制舌体，以免咬伤。若假牙的覆盖关系未达到要求，就会引起咬颊、咬舌。另外一种情况是咬合过低，表现为咀嚼时颊粘膜过度松弛，而且感到咀嚼无力。出现咬颊、咬舌后，尤其是粘膜出现破溃后，应特别注意口腔卫生，以免感染，假牙可暂时停用，并到口腔专科诊治。

3.13.9 戴全口义齿出现恶心、呕吐怎么办

恶心、呕吐也是初戴全口假牙经常碰到的问题。如果只是轻微的恶心和不适感，多半是对假牙比较敏感，可以尝试适应一段时间，一般 3~5 天后会慢慢消失。若适应一段时间后仍无减轻迹象，或开始时就有比较强烈的恶心、呕吐症状，这往往可能是假牙制做不当，最常见的是上颌牙托后缘过长、过厚或与上腭粘膜不密合，刺激软腭，引起恶心、呕吐，需要到医院复查并对假牙进行相应的修改。另外，处在更年期时戴用假牙也易出现恶心、呕吐症状，这主要是心理因素引起的。你可以通过转移注意力的方式来加以克服。如找家人聊天，或干一些需要集中精力的工作等。总之，初戴假牙遇到的各种问题都是暂时的，或通过修改假牙或通过慢慢适应，都可以得到满意的解决。

3.13.10 戴活动假牙疼痛怎么办

活动假牙体积大、部件多，常常引起邻近的天然牙疼痛或粘膜压痛。一副新的假牙往往需要一个磨合期，初戴时可能会出现轻微的不适或疼痛，一般不需要就诊，适应一段时间后，会慢慢消失。若一直疼痛，或开始就有难以忍受的疼痛，甚至出现粘膜红肿、充血、破溃等，应立即到医院复诊。若戴用一段时间后再出现疼痛，应取出假牙，检查假牙是否发生变形或折裂；如果假牙没有问题，很有可能是邻近的天然牙发生了病变，应到医院检查。出现疼痛后既不要过分焦虑，也不要不以为然，更不能擅自修改假牙，应尽早与医生取得联系，以免引起口腔健康组织更大的损害。如果因工作繁忙或路途远而不能及时复诊，可暂时不戴假牙，将假牙泡在冷水中。但不要耽搁时间过久，一有时间应立即到医院复诊。

3.13.11 戴固定假牙后为什么会出现疼痛

当你戴上固定牙套后，可能会出现疼痛，这是怎么一回事呢？固定假牙不能自行取戴，一旦出现疼痛后，常常会令你感到手足无措。戴牙后疼痛可有下列几种情形。①固定假牙粘固后可能会出现过敏性疼痛，由于固位牙需要磨成所设计的形状，对外界的冷、热、酸、甜等机械性刺激变得更加敏感。粘固时，消毒药物刺激，戴冠时的机械刺激、冷刺激，以及粘固剂中的游离酸刺激，常常会出现短时疼痛，一般待粘固剂充分结固后，疼痛可自行消失。②假牙使用一段时间后才出现冷、热刺激痛，这种情况就要特别注意，很有可能是固位牙发生了龋坏。固定牙套与固位牙之间有一层粘固剂，时间久了粘固剂可能会出现松脱或溶解，导致内部牙齿的龋坏，而表面上却看不到，这时就应及时到口腔专科就诊。③自发性疼痛，固定假牙戴用后出现自发痛，无论是戴用后立即出现，还是戴用一段时间才出现，都说明固位牙发生了牙髓炎或根尖周炎。需要暂时去除假牙，对患牙进行治疗，这时应尽快复诊。④假牙粘固后短期内出现咬合疼痛，常见原因是假牙过高，咀嚼时，假牙先咬到，其他牙咬不到，导致假牙受的咬合力过重，超出固位牙的代偿能力，引起疼痛。只要及时复诊，磨改假牙，疼痛会很快缓解并消失。若戴用一段时间后出现咬物疼痛，可能是固位牙发生了根尖周炎，往往需要拆除假牙，对患牙进行治疗。

3.13.12 戴烤瓷牙应注意哪些问题

烤瓷牙美观、舒适，因此，许多人缺了牙齿后喜欢镶烤瓷牙。然而，镶了烤瓷牙之后也并非万事大吉了，还应注意维护和爱惜。陶瓷耐磨，但脆性大，受力过大容易折裂。烤瓷牙在外观上可以以假乱真，但使用起来并不能像真牙那样任意咬切硬东西，尤其不能用假牙啃甘蔗。并不是说烤瓷牙吃不了硬东西，只是经常用假牙咬硬东西，不仅会缩短假牙的使用寿命，还容易引起烤瓷牙折裂。烤瓷牙是瓷粉在高温下烧结而成的，因此，一旦出现折裂，往往不容易修复，一般需将整个假牙去掉后重做。另外，烤瓷牙在靠近牙龈边缘的地方自洁能力比较差，容易形成菌斑，刷牙时应认真刷洗，防止出现牙龈炎、牙龈萎缩。

3.13.13 戴假牙后“塞东西”怎么办

戴假牙后“塞东西”是令许多人感到头痛的问题。尤其是固定假牙，不能自行取戴，食物嵌入后不易剔除，常引起牙齿胀痛；同时，嵌入或滞留的食物还可以直接压迫牙龈引起疼痛。久而久之，滞留的食物发酵、腐败，常引起口臭。如不能得到及时纠正，很快会引起邻牙的龋坏，进而发展成为牙髓炎、牙周炎。因此，戴用固定假牙后出现食物嵌塞，不要不以为然，应予以重视。目前，固定假牙按制做工艺分为铸造和锤造两种。锤造的固定假牙由于工艺的限制，常出现“塞东西”的现象，特别是戴用一段时间后。而铸造的固定假牙戴用后却很少出现这种情况。活动假牙因为需要随时取戴，假牙与口腔组织之间不可避免地存在一些间隙，很容易嵌塞食物。但活动假牙可以随时清洗，只要每次饭后取下假牙清洗、漱口，一般不会引起不良后果。

3.14 假牙的维护

3.14.1 种植牙的维护

人工种植牙作为一种新的修复方法，已渐渐为人们所接受。但是，人们往往只看到种植牙的优点，而忽视对种植牙的维护。种植牙的保健在很大程度上要依靠你自己，需保持口腔尤其是种植牙的清洁，发现问题之后应及时复诊。因此，装戴种植假牙的人了解一些种植牙的保健知识是非常必要的。

种植牙有类似于天然牙的牙体与牙周关系。种植体的穿龈部分与牙龈上皮紧密结合，以阻止口腔内的各种感染源进入种植体与颌骨的结合界面，从而维持种植体的长期稳定。细菌、毒素等对牙龈与种植体结合处的生物性破坏作用以及种植牙受力时的机械破坏作用，都会对种植牙的使用寿命产生直接影响。因此，应定期到医院复查，对种植牙的周围进行特殊的种植体洁治，以保证种植牙的健康，同时周围天然牙也应进行常规的洁治。

为维持正常的口颌系统功能，要求种植牙应与口腔内的天然牙协调。然而，种植牙与天然牙的磨耗速度却不同，种植牙比天然牙耐磨，时间久了会出现种植牙相对高于周围的天然牙，咀嚼时种植牙先接触，常因负担过重引起咬合创伤。另外，天然牙始终具有向前、向咬合面方向的运动，而种植牙缺乏这两种定向运动的驱动力。因此，应定期到医院进行调合处理，以适应不断变化的咬合关系。

种植牙和天然牙一样由多个部分组成，但天然牙的各个部分是有机地结合在一起，而种植牙一般是靠螺丝或粘结剂等连接的。机械连接受到疲劳寿命和机械性能等的限制，容易出现种植牙各个连接部分的松动。连接处也会因粘结剂的松脱或老化而出现松动。戴用种植牙的人应留意种植牙的各个部件是否有松动的迹象，做到早发现、早复诊。

总之，做好种植牙的清洁工作是维护种植牙健康的关键。戴用种植义齿后，最好每天坚持早饭后和晚饭后有规律地刷洗假牙，尤其是晚饭后，睡眠中唾液分泌量减小，口腔自洁作用较差，保持口腔卫生显得尤为重要。另外，刷洗种植牙时宜用软毛刷。

3.14.2 外出旅行时假牙的维护

改革开放以来，人们的生活水平不断提高，旅游已渐渐成为人们喜爱的一种度假方式。外出旅行尤其是远途旅行，应特别注意假牙的维护。活动假牙由于需要每天取戴、清洗，会给旅途带来一些不便，有些人嫌麻烦，外出时干脆不戴，这是不利于口腔健康的。长时间不戴假牙，口腔内的牙齿会向缺隙倾斜或移动，导致假牙无法戴入，或戴入后出现牙齿疼痛，有时还需要重新镶牙。为了旅途方便，我们建议你带一个有盖子的杯子，假牙暂时不戴时可装在杯子里，并用冷水浸泡。这样既可以随身携带，又不用担心假牙被碰落摔坏，而且杯子还可以用来装牙膏和牙刷等。旅行中人们往往处于疲劳状态，身体抵抗力较差，如果不注重口腔卫生，很容易引起牙龈炎、龋病等口腔疾病。所以旅行时应更加注重假牙的维护，一定要坚持饭后刷牙和清洗假牙。良好的卫生习惯，既是口腔健康的需要，也会让你在旅途中拥有一份好的心情。

3.14.3 何为托牙性口炎

托牙性口炎是一种真菌性感染所引起的口腔粘膜疾病，最主要的病原菌是白色念珠菌，因此，又称之为慢性萎缩型的念珠菌性口炎。损害部位常在假牙基托接触的上腭粘膜，多见于女性。有资料统计，戴用上颌假牙的女性发病率为1/4，而男性为1/10。表现为粘膜呈亮红色水肿，或黄白色的条索状或斑点状假膜。

假牙牙托上附着的真菌是主要的致病原因。因此，做好假牙的清洗、保持口腔清洁是预防和治疗的关键。真菌性感染切忌用抗生素类溶液清洗假牙，否则不仅不会减轻病情，反而会加重真菌感染。临床上常用2%的洗必泰液或制霉菌素液清洗假牙，效果比较理想。也可以用2%～4%的小苏打溶液漱口。有调查显示，患有念珠菌唇炎或口角炎的人使用假牙后，更易患有托牙性口炎，发病率高达80%。因此，此类人群在镶牙时，最好选择固定假牙，尽量不要选择有牙托的活动假牙。

3.14.4 活动假牙着色后怎么办

活动假牙戴用一段时间后，常会出现着色现象，尤其是假牙的塑料基托，失去了原有的浅红色光泽，看起来既不卫生，也不美观。这主要是因为唾液中的矿物质和色素在其表面沉积，经常喝茶或有吸烟习惯的人尤为明显。假牙出现着色后，有些人喜欢用锐器刮或用砂纸打磨，虽然可以去除着色物，但假牙表面会变得粗糙，不仅口感差，而且更易形成色素沉积。所以，假牙出现着色后，最好不要自行处理，应到口腔专科医院，请医生用专门的仪器清洗，然后打磨。

（口腔正畸科）

3.15 矫治错合畸形需了解的常识

3.15.1 儿童矫治错合畸形的最佳年龄

当儿童牙齿不齐时，什么时候进行矫治是许多家长关心的问题。美国齿颌矫正学会建议：每一个孩子都应在 7 岁以前做一次矫正评估筛选。为什么要这么早？虽然儿童在 7 岁以前主要是乳牙合，将要萌出的恒牙是否会出现畸形及哪种畸形有时很难做出准确预测。但可以让医师监测其生长发育情况，一旦有牙合畸形倾向，便于选择最佳的治疗时机。

对错合畸形的矫治，因错合畸形的原因和类型不同，其治疗时机和方法也不同。

⑴乳牙期（３～７岁）　这时如果发现有妨碍功能及发育的错合，就应进行矫治。乳牙期不宜使用复杂的矫治器，一般以去除病因为主。矫治的目的是为了促进儿童颌面部的正常发育、减轻畸形的严重程度。需要在这一时期进行矫治的错合畸形有前牙反合、下颌前突（即“地包天”）、后牙反合、过度的闭锁性深覆合以及一切妨碍颌、面正常发育及功能的不良习惯（如吮指、吐舌咬唇等）。

⑵替牙期（７～１２岁）　此期也称作“丑小鸭期”，属颌骨发育的快速期。此期的特点是错合畸形变化快，可能好转，也可能会加重。轻度错合且与功能发育无关的，可定期观察；若出现前牙反合、后牙锁合、多生牙造成的错合或上、下牙弓间关系异常以及个别牙严重错位、拥挤而影响发育及功能者，应进行矫治。

⑶恒牙期（１２～１５岁）　一般来说，第二恒磨牙萌出是错合矫治的最佳时期。此时诊断比较明确，各种畸形均可进行矫治，

矫治效果最好，往往能收到事半功倍的效果。

由于社会因素或个人因素的限制，有相当多的人错过矫正的最佳时期。但随着医学技术的发展，材料的不断改进，对成人错合的正畸治疗也越来越普遍。成人只要牙周和口腔健康状况良好，都可以接受矫正治疗，同样可收到令人满意的正畸效果。

3.15.2 错合畸形矫治前为什么要拍X光片

正畸治疗前往往需要拍摄X光片，这是取得临床诊断第一手资料的重要手段。通过X光片检查，可全面地观察牙齿数目、牙胚发育情况以及牙合、颅面软硬组织的结构，指导医生正确判断错合畸形的原因，选择合适的矫治方案。另外，X 光片也是评判矫治器的作用效果的重要依据。

错合畸形矫治前，一般需拍摄头颅定位X光片，进行测量分析，以便研究颅面的生长发育、快速生长期的年龄、性别间差异，并对颅面的生长发育进行预测。了解错合畸形的机制，判断错合畸形的性质是骨性畸形还是牙性畸形。此外，需拍摄全颌曲面断层片，了解有无多生牙、先天性缺牙、阻生牙以及恒牙胚的发育情况。观察牙齿的萌出状态、牙根有无吸收、弯曲，有无牙体和牙周病变。只有全面观察，才能做出正确的诊断，制定合理可行的矫治方案。

错合畸形的矫治最好选在儿童的生长发育快速期。但由于个体差异，每个儿童的快速生长的年龄不同。医生需要通过手腕骨的 X 光片，了解骨发育的成熟程度，判断错合畸形矫治的最好时期。因此，正畸治疗前还需拍摄手部X光片。

3.15.3 矫治后牙齿会松动脱落吗

正畸治疗过程中，需要移动部分牙齿，进行重新排列。人们常常有这样的担心：牙齿矫治后，年龄大了是不是容易松动脱落。其实这种担心是完全没有必要的。

错合畸形的矫治，是在错位牙或畸形颌骨上施加外力或去除异常肌力，通过机体内部的反应，引起牙周或颌骨等组织的改建，从而使牙颌系统得到外形和功能的发育健全。矫治时牙齿的移动不是单纯的机械运动，是借助生理性组织反应发生的生物机械运动。矫治过程中对矫治力要求较严格。矫治力过小，不发生作用，牙齿不会移动；矫治力过大，会造成牙周组织破坏，引起牙齿异常松动。根据生物力学原理，温和而持久的矫治力，即其强度不超过毛细血管压力，既可较快地完成牙齿移动，而又不损害牙齿及其周围的组织。因此，只要是接受正规的矫治，矫治力运用科学、合理，是不会对牙齿产生不良影响的。

3.15.4 正畸治疗为什么要拔牙

随着社会的进步，人们对美观的要求越来越高，牙齿错合畸形的矫治日益增多。但不少患者或家属却对矫治前拔牙不理解，担心会影响咀嚼功能，有时甚至因不愿拔牙而放弃了矫治，错过了治疗的最佳年龄。牙齿错合畸形的矫治，常需要通过拔牙提供足够的间隙，以便排齐牙齿，建立协调的形态和适宜的功能关系。尤其是牙列拥挤时，牙量与骨量不协调，只有拔牙，才能排齐牙齿，建立良好的咬合关系，改善牙弓突度，矫正磨牙关系，使上、下牙弓之间及颌骨与颅面之间的协调得以改善。一般而言，轻度拥挤（拥挤程度 2～4 毫米），可通过扩大牙弓获得有限的间隙；中度拥挤（拥挤程度 5～9 毫米），大多数应拔牙矫治。

拔牙是一些错合畸形矫治时必须采取的步骤，从数百年的正畸史来看，拔牙矫治无明显害处。因为正畸医生在拔牙中首选的是病牙或对咀嚼功能影响最小的牙，一般不会感到咀嚼功能的下降。而且，矫治还可以改善原来咀嚼功能不好的牙齿，既增强了功能，又利于美观。

3.15.5 现代正畸医学对牙列不齐的治疗目标

正畸矫治目标大致可用 8 个字来概括：美观、健康、功能、稳定。美观就是将原来排列紊乱的牙齿矫正整齐，改善面部协调关系，让你的容貌变得更加美丽。健康包括两层含意：一是通过正畸治疗改善牙齿及牙周组织的健康状况；二是通过改善美观增强你的自信心，促使你的心理健康发展。功能是指正畸治疗应最大限度地改善牙齿的咀嚼功能。稳定就是将正畸治疗的成果保持住，避免复发。

以上 4 点就是口腔正畸的理想矫治目标，也是正畸医生追求的矫治目标。

3.15.6 正畸治疗需要多长时间

正畸矫治时间的长短，与患者年龄、错合畸形的病因、类型、严重程度、牙周组织健康状况、医生所采用的治疗方法及患者的合作程度有密切关系。通常需要半年至两年时间，这期间每月需复诊一次。但具体到每一个患者，治疗所需要的时间是不一样的。

一般来说遗传因素造成的错合畸形，矫治时间相对长些；若患者处在最佳年龄段接受矫治，完成时间会相对短些。对于“虎牙”外突，牙齿轻中度拥挤不齐的患者，正畸治疗过程中，可能还要拔除 1～2 个第一前磨牙后，采用固定矫治器将牙排齐，然后再调整合关系，关闭剩余间隙。这种矫治的时间比较长，一般需一年左右才能结束治疗。严重的“ 暴牙”，矫治时往往要拔除 4 个前磨牙，需要移动的牙齿较多，移动的距离较大，而牙齿的移动速度受到生理因素的限制，不可过快。所以矫治的时间更长，需要一年半至两年的时间。而乳牙反合的矫治，通常采用上颌合垫式矫治器，所需时间较短，只要患儿及家长的积极配合，1～2 个月就可治愈.

总之，错合畸形的矫治所需时间的长短，是由多种因素综合确定的，因人而异。

3.15.7 正畸治疗都有哪些种类的托槽

托槽是固定矫正器（见彩图 3.3）的重要组成部分，弓丝被安置在托槽的槽沟内而对牙齿的移动发挥作用。过去，固定矫正器只有金属托槽，它的优点是摩擦力小，牙齿易移动，而且价格便宜，缺点是金属色泽有碍美观。如今除有金属托槽外，还有半透明的塑料托槽和透明的陶瓷托槽，后者的优点是比较美观，但摩擦力大，且价格昂贵。最近国外研制出一种新的托槽，就是将塑料托槽和陶瓷托槽的底部用金属，既克服了塑料托槽和陶瓷托槽摩擦力大的缺点，又能保证美观。

3.16 常见错合畸形的正畸治疗方法

3.16.1 “地包天”为何要早治？如何治

“地包天”即反合，既可发生在乳牙期，也可发生在恒牙期。反合宜尽早治疗，其意义为：尽快纠正反合，消除限制上颌骨发育的不利因素，促进其正常生长发育；改善面形容貌，防止产生下颌前突畸形；另外，及时矫治乳牙反合，对防止恒牙反合有积极作用，因为恒牙胚可随乳牙的移动而移动。乳牙反合可在 2.5~5.5 岁之间矫治，4 岁最佳，超过 5.5 岁后，应谨慎处理，防止乳牙移动过程中脱落。

反合如何治疗呢？首先，应提倡母乳喂养；其次，纠正口腔不良习惯；最后是早期矫治，具体矫治方法如下：

⑴佩戴功能矫治器　适用于早期有骨性遗传倾向的前牙反合，以改善上下颌骨矢状方向的不协调。

⑵后牙合:垫式活动矫治法　适用于乳牙期、替牙期及恒牙早期简单的反合，以调整上下前牙的位置关系为主。

⑶固定矫治法　如方丝弓、细丝弓和直丝弓矫治技术，并可配

合使用上颌扩弓装置和上、下颌口外牵引装置，主要用以治疗恒牙期的各类前牙反合。

3.16.2 牙间隙产生的原因及治疗方法

牙间隙是指在应该紧密相连的牙弓内出现间隙。临床上常见于上颌两个中切牙之间的间隙、前牙区的间隙以及上下弓内多数散在性间隙（也称牙列稀疏）。牙间隙特别是位于上颌前牙区的间隙，既影响发音，又影响美观。此外，在进食纤维性食物时容易发生食物嵌塞，日久还会造成牙周病变。

产生牙间隙的原因很多，主要有以下几方面：①遗传因素，如先天导致的上颌中切牙间隙、上颌侧切牙的牙冠变异、先天缺牙、牙体积过小等。②上唇系带附丽过低，造成上中切牙间隙。③恒牙的埋伏、阻生或早失。④口腔不良习惯，如咬下唇、舐上前牙等。⑤内分泌异常，如肢端肥大症患者常因舌体过大而造成牙间隙。

牙间隙产生的机制主要是牙量与骨量不协调引起的。治疗的原则是缩小牙弓、消除间隙或集中间隙后进行义齿修复。分为：①病因治疗。可做上唇系带修整、多生牙的拔除和不良习惯的戒除等。②矫正治疗。由上述局部因素造成的间隙，在去除病因后，若为替牙合期，可以观察侧切牙和尖牙的萌出，间隙一般能自行调正。若为恒牙合期，则必须使用矫治器治疗。若因先天缺牙、牙量小和大舌等因素造成的间隙，在不能单用矫正方法关闭时，可集中间隙后，再做修复治疗保持。

3.16.3 牙齿拥挤如何治疗

拥挤是最常见的错合畸形之一，常是因为牙齿形态过大、多生牙的存在、牙位异常、乳牙早失造成邻牙向缺隙移动，导致恒牙萌出间隙不够和颌骨、牙槽骨的发育不足等形成牙列拥挤。临床表现为不对称唇部外突、口腔内牙齿参差不齐、咬合不良及牙周创伤等。临床上又将拥挤分为轻度拥挤和重度拥挤二种。牙列拥挤的矫治必须根据拥挤程度、患者年龄、健康状况、面颌发育和面部肌肉张力等，做出正确的矫治设计。

轻度拥挤的矫治指拥挤度在 4 毫米以下的情况，一般采用不拔牙的矫治方法。可用扩大牙弓、推磨牙向远中移动和牙冠的近远中减径纠正。

中度和重度拥挤的矫治一般采用减数和矫治器治疗，目前常采用固定矫治器矫治。

牙列拥挤矫治后，需要进行保持。一般做可摘保持器。开始 6～12 个月内，除吃饭时取下，需患者 24 小时全天戴用；以后 6 个月只晚上戴；再后 6 个月，隔日晚上戴，直到牙齿稳定，方可停戴保持器。

3.16.4 什么叫顺序拔牙？什么情况下采用

顺序拔牙又叫序列拔牙，是对恒牙萌出时出现明显拥挤的情况进行提前有计划有次序地从替牙初期开始先拔乳牙、后拔恒牙，以减少恒牙数，使恒牙顺利萌出至预定位置的一种方法。它主要适用于儿童替牙早期前牙拥挤或前牙前突畸形，而颌骨与牙槽骨发育明显不够容纳将要萌出的恒牙。在拔牙前，应结合患者的牙颌情况、X 光片、牙颌模型，以及间隙分析作为是否拔牙的依据，然后进行序列拔牙。

顺序拔牙的适应证是：前牙拥挤，恒侧切牙萌出时，间隙明显不足；或恒侧切牙在舌侧萌出；或与中切牙有部分重叠现象；没有严重下颌前突或后缩等骨畸形，第一恒磨牙的合关系基本正常；恒尖牙在恒侧切牙的唇侧萌出；乳、恒牙宽度差距过大；家族有明显牙列拥挤现象者。

3.16.5 刚换的门牙有间隙需要矫治吗

儿童 7 岁左右，上颌的两颗门牙开始萌出，但常常发现两个牙并没有紧紧挨在一起，中间出现间隙。家长往往担心牙齿不能长齐，要求医生给予矫治。其实，在临床上我们把儿童替牙期间出现的这一自然生理过程称为“丑小鸭”期。这是因为牙齿在萌出的发育过程中，中切牙最先萌出，然后侧切牙开始萌出。未萌出的侧切牙的牙冠挨着中切牙的牙根，暂时占据了中切牙牙根的正常位置，再加上侧切牙萌出力的作用，使得中切牙的牙冠分开呈外翻。当侧切牙萌出后，两个中切牙就会自然靠在一起，所以不必担心。一般“丑小鸭”期门牙缝隙在尖牙萌出时会自动关闭 。但如果中切牙之间间隙太大，影响侧切牙萌出，或侧切牙萌出后间隙仍不关闭，就要去找专科医生进行矫治。另外，还有一种情况就是当上唇系带过短，系带附着位置过低时，也可使两个中切牙之间出现间隙，这时就需要做个小手术，修整过短的上唇系带后就可解决。

3.16.6 牙齿矫治后为什么一定要戴保持器

错合畸形经过矫治使牙齿排列整齐、合关系正常后，如果不采取适当措施，将它们维持在已经将矫治好的正常位置上，有可能恢复至治疗前的状况，这在临床上称为复发。保持器就是正畸治疗结束后，为了防止复发而制做的。是正畸治疗的一部分，可不能小视。戴保持器在整个正畸治疗过程中意义重大，若不按正畸医生的要求做，可以用“功败垂成”来形容您的治疗过程。因为在错合畸形的发生和发展过程中，肌肉系统也随着畸形和畸形带来的异常功能发生和发展，即产生了与畸形相适应的肌肉动力平衡。错合畸形的矫治，不仅仅是矫治合、颌形态异常及恢复其正常功能，还要打破畸形的动力平衡，建立新的动力平衡，才能达到矫治的最终目的。由于功能和动力的改造往往落后于畸形的改造，故新的形态还可能受到旧

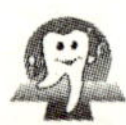

的动力平衡影响而被破坏，导致畸形复发。另外，错位牙矫治后，被拉长或压缩的牙周膜纤维，必须配戴保持器来等待牙槽骨由过渡性骨改建成正常性骨，同时促使牙周膜纤维张力达到新的平衡时，才能使矫治后的牙齿永久地保持在新的位置上。由此可见，当牙齿排列整齐时，牙齿在新的位置上尚未稳定，必须靠戴保持器将牙稳定在新的位置上，让其有足够的时间进行生物学改建（约需 1 年左右），这时您才算是真正拥有了一口整齐的牙齿。

3.16.7 成人正畸的特点及应注意的问题

随着社会文化的发展与正畸技术的改进，成人对正畸治疗的需求不断增加。此外，随着对错合畸形机制的深入研究，对一些严重的骨性错合畸形，必须待成年后配合外科手术进行矫正，才能彻底恢复其稳定、平衡、美容及功能。成人矫治与青少年存在较大的差异，矫治时应注意以下几点：

口腔疾病，成人的患龋率比青少年高，且多数伴有不同程度的牙周疾病，口内残冠、残根、缺牙等比较常见。此外，磨耗和颞下颌关节功能紊乱也常有发生，因此，正畸医师必须同口腔科其他专科医师共同确定治疗计划。

成人的适应性改建已不如青少年，骨组织的代谢慢，牙移动较慢，移动范围也有限，因此一般多采用小量牙移动的方法来进行治疗。并且，由于肌功能及咬合调整的过程较长，保持的时间应相对延长。

成人的面颌生长已基本完成，畸形明确，因此不能利用生长潜力进行治疗，主要采用移动牙齿的方法。

成人的错合多在长期的咀嚼运动中建立了代偿性咬合平衡，因而不能完全像早期矫治一样，以理想合为目标，设计拔牙、扩弓等。而应以功能合为目标。在尽可能的范围内，根据个体的特点，在保障其口腔健康和功能的条件下，达到改善其美观的目的。

进行矫治前应有充分的思想准备。因为矫治疗程较长，平均约2年左右。复诊次数多，牙齿矫正难度也大，患者应主动配合医生完成整个矫治过程。

3.17 牙齿正畸与“衣食住行”

3.17.1 正畸治疗会出现那些不适？怎样消除

矫治初期会产生一些不适，主要是患者对矫治器产生的异物感明显；初期由于矫治器对口腔粘膜的摩擦，少数患者会出现口腔溃疡；牙齿会有轻度疼痛、酸胀等不舒服的感觉，部分比较敏感的患者在加力弓丝扎上后的最初 3 天就会出现牙齿轻微疼痛，这是正常现象，需要一段时间的适应过程。可采用以下一些措施减轻症状：①上矫治器时，在矫治器的表面涂一层保护蜡，避免口腔溃疡的发生； ②刚上矫治器疼痛明显的患者，可口服芬必得等止痛药，尽量吃较软食物，一般 1 周左右症状就会消失；③刚调整完牙齿时，可咀嚼无糖口香糖，使牙周韧带血流量增加，减缓疼痛；④牙齿在不舒服时，不要咀嚼过硬的食物，以免疼痛加剧，但适量的咀嚼可缩短不适期；⑤佩戴橡皮筋或头帽，要持之以恒，断断续续反而会使治疗期延长；⑥头帽至少要在睡前 1 个小时佩戴，才不致影响睡眠；⑦经常保持牙齿清洁卫生，减少酸性物质的堆积，可以降低牙齿移动时的不舒服。

其实移动牙齿力量不需很大，大部分矫正牙齿的不舒服都在可忍受范围内，若有异常疼痛时应及时复诊。

3.17.2 正畸治疗中进食应注意什么

由于全口矫正一般需要治疗 1～2 年。矫正器的托槽是通过专用的粘结剂贴在牙齿的表面，然后将弓丝固定在其上，施以一定的力

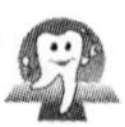

量，达到矫治牙齿的目的。因此矫正器本身需符合既容易粘贴，也容易取下的特性。同时弓丝也需具备有产生适当力量，承受一定咀嚼力量的性质。既然是日后要取下的装置，矫治器就不可能和牙齿紧密到让我们吃东西时肆无忌惮，而且较细的弓丝也不可能承受过重的咬合力。因此在矫正过程中应少吃：①过硬的食物，如冰块、坚果、硬饼干、甘蔗、硬糖果、螃蟹、龙虾壳等，也要戒掉咬笔和咬指甲等不良的习惯；②太粘的食物，如牛奶糖、麦芽糖和一些饼干之类的食品，口香糖则应咀嚼无糖成分的；③太大的食物，如苹果和梨等应切成小片，方可进食。

当然，为避免龋齿，矫正期间的甜食应尽量减少，而牙齿移动的过程中，骨的代谢增加，应注意钙质的摄取等。

3.17.3 正畸治疗中口腔和矫治器的养护

戴上固定矫治器时，因为矫治器粘附于牙齿上，患者不能自行取下矫治器进行清洁，所以保持口腔卫生尤为重要。对戴固定矫治器的患者，首先提倡自我口腔卫生维护，使患者掌握正确的刷牙方法，提倡“三三制”刷牙习惯，也就是饭后 3 分钟之内刷牙，每次刷牙 3 分钟，每日刷牙 3 次，并选用正畸专用牙刷进行刷牙。同时，每次复诊时，医生都要仔细检查患者的口腔卫生情况，拆除弓丝，彻底清洗患者牙面及正畸附件，必要时使用器械刮除牙面多余的粘结物。如为活动矫治器，应随时保持矫治器的清洁，早晚用牙刷蘸牙膏，按矫治器上钢丝的各个方向轻轻刷洗，切忌用沸水或其他化学溶液浸泡。

3.17.4 牙齿矫治时外出应注意什么

做正畸治疗的患者，外出时应带上正畸专用牙刷，每次进食后进行口腔清洗，可带些方便、有效的漱口液，如洗必泰、口洁素等，保持口腔清洁。如果矫治过程中需使用橡皮圈，应遵医嘱适时更换橡皮圈，不能随意加大橡皮圈的拉力。若是活动矫治器则应避免高温、高压或干燥，以免矫治器变形不能使用。吃饭时摘下后，应存放于盛有凉水的杯中防止丢失。另外，不要进行太剧烈的、对抗性太强的运动，以免矫治器划伤你的嘴。

3.18 如何从心理的角度配合牙齿正畸治疗

3.18.1 正确认识正畸的意义

错合畸形在我国儿童中发病率高达 40%，直接影响面部美观和口腔功能，妨碍儿童正常的生长发育，严重者因容貌畸形而在以后的婚姻、社会、工作职业选择上遇到障碍，造成心理和精神创伤。因此，错合畸形的正畸治疗应受到人们的重视。而对患者来讲，正畸前应有充分的思想准备，要有“吃苦”和克服困难的“勇气”，积极配合医生做好每一个疗程，听从医生的嘱咐并持之以恒直到矫治结束。

3.18.2 正确看待正畸治疗对进食、美观的短期影响

正畸治疗的周期较长，常需要 1～2 年。配戴矫治器时加力会引起疼痛；刚开始由于不习惯会出现口腔溃疡、咀嚼无力、进食困难等现象；且由于配戴矫治器会暂时影响美观，甚至笑起来也不像以前那样自由自在了，因此常有人下不了决心进行治疗甚至中断治疗。其实上述这些都是正畸治疗时的常见现象，对此应有一个正确认识。首先应正确认识错合畸形的种种危害，从而充分认识到进行矫治的重要性和必要性。为了自身的长久美观和健康，这种短期的不便应努力克服。只要坚持一段时间，这种不适会很快减轻。其次为了尽快适应，应坚持配戴矫治器，积极配合医生，争取尽快达到预期的治疗效果。